キム・ソヒョン

ネオ韓方

女性の病気が治るキレイになる「子宮ケア」実践メソッド

講談社＋α新書

はじめに――「温かい子宮」で美と健康を

数年前、イ・ヨンエ、コ・ソヨンといった韓国の名だたるトップ女優たちが利用したという産後院が大きな話題となりました。二〜三週間から長ければ数ヵ月続く産後のケア。トップスターたちがこぞって訪れる産後院の場合、その費用は二週間で一〇〇〇万ウォン（約一〇九万円）を超えると言われています。

では、彼女たちがまとまった時間と高額な費用をかけてまで、産後のケアに躍起《やっき》になるのには、どんな理由が潜んでいるのでしょうか。

一般的に、女性は子供を産むと顔が老《ふ》けたり、ボディラインが崩れたりしてしまいがちです。残念ながら、それは医学的にも裏づけられている事実です。さらに、見た目が老け込む、体重が戻らないといった、美容的な問題だけでは済まないケースさえ少なくありません。

たとえば、人によっては体の節々が冷えて関節痛を招く、そのほかにも原因不明の痛みに襲われることもあります。

　つまり、女性にとって妊娠や出産とは、人生の慶事《けいじ》でありながら、同時に「美」と「健康」をともに失ってしまうリスクのある一大イベントなのです。


　さて、本人がけっして望まないような事象が起こる原因は、一体どこにあるのでしょうか。ごくシンプルに言えば、「子宮」にこそ、その答えが隠されているのです。

　その理由を韓医学の見地から、もう少し説明を加えましょう。

　まず韓医学では、出産を子宮の中から大量の「陽気《ようき》」が流れ出る事象だとも考えます。陽気とは、熱を上げて体内の水分と老廃物を外に発散させる力。この陽気が急激に抜け出ると、水分と冷気を引き寄せる「陰気《いんき》」がさらに強まり、結果として子宮が冷えてしまうのです。こうした状態を韓方《ハンバン》では「産後風《サヌプン》」と呼びます。

　このような、産後風すなわち子宮内に冷気が染み込むことで起こるトラブルは、とても深刻です。

　子宮が冷えると子宮内部の血液の流れが悪くなります。子宮は韓方で「血室《けつしつ》（血の部屋）」と呼ばれているほど、血液が集中している場所。血流が悪くなると、血液が滞りやすくなり（このことを「瘀血《おけつ》」と呼びます）、その結果、生殖《せいしょく》機能や泌尿器《ひにょうき》系統の機能が低下してしまったり、さまざまな炎症や冷帯下症《れいたいげしょう》（詳しくは一〇三ページ〜）に苦しんだり、あるいは体もむくみやすくなるのです。

また、下半身の血液循環に障害を引き起こすことで、ヒザが痛んだり、関節炎になったりするケースもあります。

韓国では、このような症状を防ぐため、昔から産後ケアを重要視してきました。それは、産後すぐに、きちんと子宮をサポートすれば、美と健康を維持できるという考えに基づいています。

韓国では産後三週間〜三ヵ月程度までを「産後ケアの期間」と捉えて、産後のケアを集中的に行います。産後ケアをしっかりと行うことで、妊娠中のむくみや毒素が排出され、妊娠前の体の状態まで回復するのはもちろんのこと、ボディラインと美しさも取り戻せるのです。

実際に、韓国の有名女優たちは徹底した産後ケアを行い、妊娠前と変わらぬ美貌《びぼう》とボディラインを維持し、第一線で活躍し続けています。むしろ、顔色が出産前よりよくなることさえ珍《めずら》しくありません。

では、一体どのような産後ケアによって、彼女たちは美しく輝いているのでしょうか。

産後ケアにおける最大のポイントは、子宮を温めることにあります。たとえば、韓国の産後ケアの中心の一つは「オンドル」です。オンドルとは、床の下を通る火気《かき》によって、部屋の床が温まる暖房のこと。オンドルは、伝統的かつ代表的な暖房様式として、韓国では広く利用されています。

最近では、日本でも床暖房のある家庭は珍しくありませんが、韓国では古くから寒くなると床を温かくして、冬の寒さをしのいできました。

温かな床に座っていると自然に下半身が温まり、子宮にもその熱が伝わります。まさにこの原理を利用して、産後ケアも行われるのです。産後ケアにあたっては、真夏でもオンドルを使って下半身を温めます。

また、陽気を養うための食事も、きちんと提供されます。こうした過程を通して、体にたまった冷毒《れいどく》を排出し、子宮の陽気を取り戻すのです。

ところで、韓国人や日本人は、約八〇パーセントが生まれつき陰性体質だと言われています。陰性体質とは、陽気より陰気が先天的に多い人を言い表しています。

体内の陰気が多いと、水分と冷気を引き込む属性が強いため、体が冷えやすくなり、子宮もまた冷え込みがちです。しかしながら現代女性のほとんどが、子宮にはこれといった関心がなく、生理痛や冷帯下症がひどくなり、手足が冷えたり、肌トラブルを招いたり、肌に弾力がなくなったりしても、「仕方ないこと」とあきらめてしまいます。

なぜなら、それらの症状が、子宮の冷えが根本的な原因として起こっているのだという事実を知らないからです。

もっとも、冷えによる体の不調は、とてもゆっくり訪れるので気づきにくい側面もあり、こうした事態に拍車《はくしゃ》をかけています。

美しくなりたくない女性は誰一人としていません。多くの女性が、ボディラインのコントロールや肌のメンテナンスに少なからぬお金を投資するなど、努力を惜しみません。

とはいえ、美しさを司る子宮に対する理解なくしては、その努力による成果はあくまでも一時的なもの。すべて水の泡になってしまうでしょう。

本書では、子宮がなぜ重要なのか、そして子宮を健康に保つための方法について、韓方医の立場から詳しく扱っていきます。

じつは、もともと「韓方」は、韓国でも「漢方」と記述されてきました。しかし、韓国人ならではの体質に即した伝統医学であることを重視して、一九八六年から「韓方医学」「韓医学」と呼ぶようになった経緯があります。

そんな古くて新しい韓方をさらに進化させた「ネオ韓方」、その粋《すい》を極めたこの一冊が、多くの女性にとって、美と健康を無理なく維持するためのヒントになることを願っています。

ネオ韓方　女性の病気が治るキレイになる「子宮ケア」実践メソッド◉目次

第三章　子宮を「冷え」から守る技術

第四章　子宮を温める生活

第五章　体のサイクルを使う美容健康法

第一章　「ネオ韓方」的健康管理術

韓方的なアプローチのメリット

日々の生活のなかで、ある日突然、体に異常な症状が現れることがあります。たとえば、思いがけなくできるニキビ、便秘、消化不良など……心身の調子がよいときには表に出てこないような症状があらわになるのです。

ともすれば、私たちは症状が出た部位から、その原因をとにかく探し求めようとします。要するに、ニキビの原因はお肌の状態から、便秘の原因は大腸から、消化不良の原因は胃腸から探すといった具合です。病院を訪ねるのも似たような発想と言えるでしょう。

ニキビができて肌の状態が最悪なときは、皮膚科《ひふ》ではニキビをつぶし、塗《ぬ》り薬を処方してくれます。場合によっては、使っている化粧品の使用を一時的に中断するようアドバイスされることもあるでしょう。

しかし、韓医学は違います。韓方では、外部に現れる症状が体内に潜む問題と関連している、と考えます。そして体に異常が生じたとき、その問題の原因を直接的に除去するよりも、体の自然治癒力《ちゆりょく》を高めるほうに焦点を合わせるのです。

たとえば、皮膚疾患を治すために、まずは内部的な原因として考えられる、子宮や腸の状態を確認して治療し、その結果、ニキビが自然と治癒していくのです。

そのため、韓方で行う治療は、短期的には効果が出にくいのですが、トラブルが再発する確率は低いという特徴があります。

反対に、いわゆる現代医学の治療では、異常が出た部分に直接薬を処方するため、効果が早く出やすいものの、根本的な原因が残されているため、再発しやすいという欠点があります。

たしかに、短期的な疾患、とくにウイルス性や急性の疾患などには、現代医学の治療が功を奏するでしょう。それは疾患の原因が明らかで、原因を取り除けば治ってしまうからです。

けれども、人々を苦しませている現代的な病気は、こうした急性疾患よりも慢性疾患のほうがはるかに多いと言われています。

頭痛、悪性の吹き出物、便秘や下痢《げり》などの腸疾患、高脂血症《こうしけつしょう》や高血圧といった生活習慣病、不眠症……こうした慢性的な疾患は、発症すると日常生活に支障をきたしてしまいます。また、病院を受診して、一時的に症状がよくなったとしても、治療をやめたり時間が経つと、再発するケースがよくあります。

だからと言って、いたちごっこのように投薬治療を繰り返すのもよくありません。薬に対する耐性ができてしまい、どんどん強い薬を投与しなくては効果が得られない悪循環に陥っ

図表1　慢性疾患あれこれ

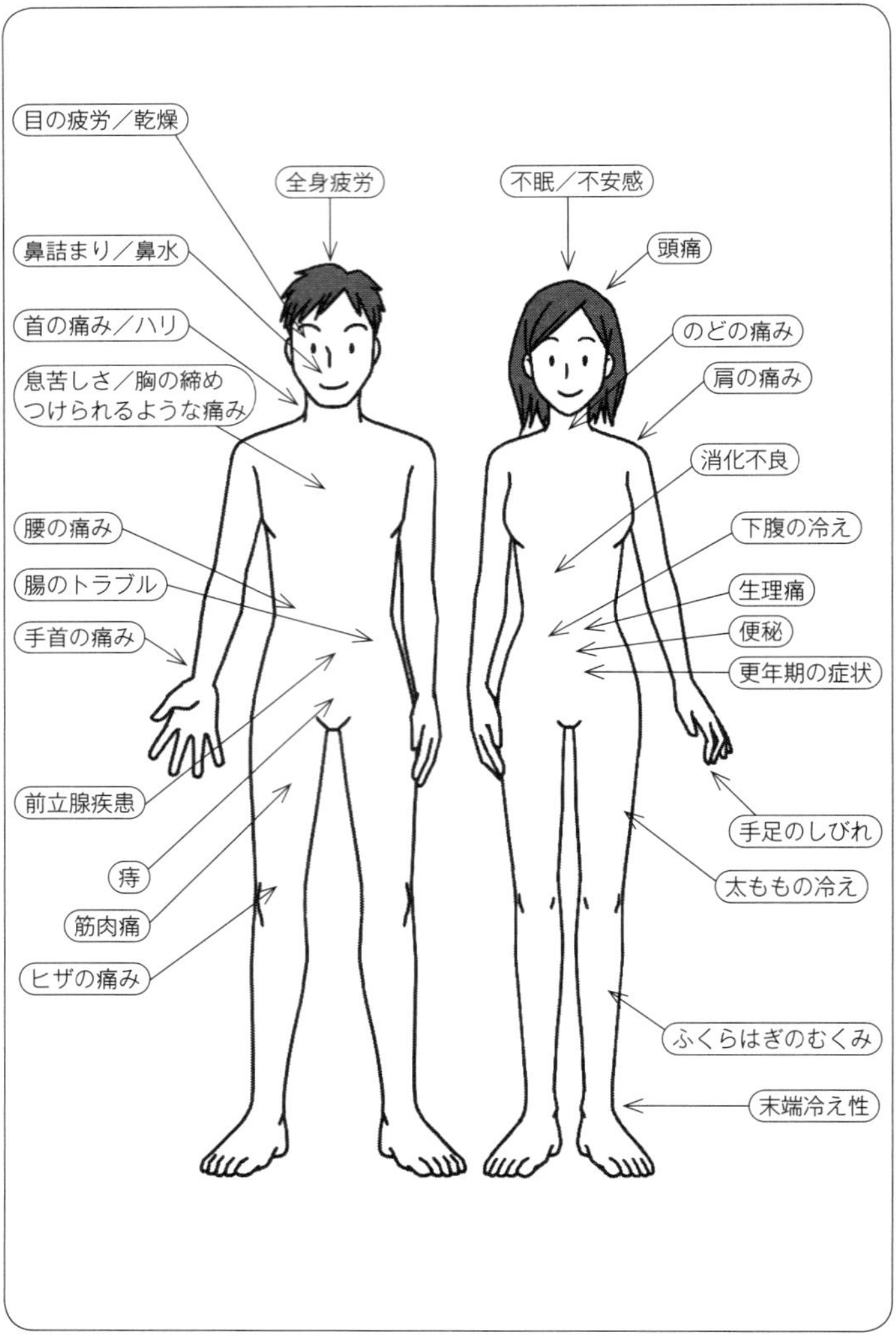

てしまうからです。

韓方による治療が、近年脚光を浴びるようになった理由の一つは、先に挙げたような慢性疾患に効果的だからです。

慢性疾患は五臓六腑《ごぞうろっぷ》の問題が積み重なって発症します。しかも、特定部位の問題が、一般的には思いもよらないような部位に現れるのです。まずは、その事実をしっかり認識しておきましょう（図表1）。

たとえば、深刻な大人ニキビの原因が胃腸にあったり、不眠症の原因が心臓に潜んでいたり、アトピー性皮膚炎の原因が肺にあったりする場合もあります。慢性疾患は内部の問題が外部に出ているケースがほとんどなので、体の内部を治療しなければ、このような疾患は再発を繰り返してしまうのです。韓方では、こうした私たちの体の有機的なつながりを踏まえたうえで処方をするため、根本的な解決が望めます。

韓国人と日本人の八割は陰性体質

そして、病気の原因を診断するのと同等に、患者の体質を把握することが重要だと韓方では考えます。たとえば、韓方では体内を活性化して動かす力を「気」と呼びますが、自身がどんな気運を多く持っているかによって、体質は大きく異なります。

この気運の区別として、大きく陰気と陽気に二分して、陰陽の気運の違いによって、陰性体質と陽性体質に分けるのです。

まったく同じ薬材を使っても、患者の体質が陰性か陽性かによって、よい効果が得られたり、逆に悪い効果をもたらしたりします。ですから体質を知らずして、適切な治療はできません。

また、私は患者さんに対して、自身の体質を知り、食べ物を食べ分ける必要があるとつねづね話しています。その理由は先ほど述べたとおり、体質によって、自身の体に適した食べ物と不適切な食べ物があるからです。

同じ物を食べて、ある人は下痢に襲われても、別のある人は気力が回復する。そういった例はいくらでもあるのです。たとえ健康な人でも、自身の体質に合わない物を食べ続けていれば、健康状態は悪化してしまいます。

とはいえ、陰陽の性質は必ずしも半々の割合で存在するのではなく、民族によって偏《かたよ》りがあります。「はじめに」で述べたように、具体的には、韓国人と日本人のおよそ八〇パーセントが陰性の体質。陰性体質の人は、生まれながらにして、陽気よりも陰気が体内に多いタイプです。

では、そもそも陰気と陽気とは、それぞれどのような特性があり、どういった体質の違いを生むのでしょうか。

陽気は体を温め、新陳代謝《しんちんたいしゃ》を活発にして、余分な水分と老廃物を外へ排出させる働きがあります。蒸気機関車でたとえると、陽気はボイラーにあたります。水を熱々に熱して温度を上げ、体全体を動かすための力になるのです。

他方、陰気は蒸気タービンの復水器の「水」をつくり出す力に該当します。血液、そのほかの体液など、体内の水分にあたるものを生み出して、貯蔵しようとする性質が強いのです。

そのため、陰性体質の人は体内の水分は多いのですが、それを循環させる熱いポンプ、つまり陽気が足りないために、問題が生じやすいのです。

具体的には、新陳代謝がうまくいかずに、各臓器の活動が鈍くなったり、消化や排出がスムーズにできない場合が多々あります。水分を外に出しにくいので、体がすぐにむくみやすいのも特徴。また、手足の冷えなど、冷え性に悩まされる人もたくさんいます。

このような状態を防ぐため、陰性体質の人は、温かい食べ物を摂取する必要があります。ただし、注意すべきは「温かい食べ物＝温度が高いもの」ではない点です。正しくは、「陽気」を多く含む食べ物を選んで摂《と》ることを意味します。

陰陽の性質は人間だけではなく、植物や動物にも同じようにあてはまります。つまり、私たちが口にする食べ物のなかでも、陰気を多く含む「陰性食物」と陽気を多く含む「陽性食物」の二種類があるのです。

古くから韓方では、自身の体質に合ったものを口にすることが、健康を保つ第一の方法と考えてきました。では、古来より伝わる食に関する教えを二つ、ここで紹介しておきましょう。

――体を平穏にするためには、必ず食べ物に依存しなければならない。自分の体に合った適切な食べ物について知らない人間は、生き残るためには足りない人間である（『千金方《せんきんぼう》』中国・唐代の医書、孫思邈《そんしばく》著より）

――人間がもし、その食べ物の性質をよく知り、調節して食べることができれば、薬より倍は治るだろう。薬をうまく扱う者は、食べ物をうまく扱う者には勝てない（『養老奉親書《ようろうほうしんしょ》』中国・宋代の医書、陳直《ちんちょく》著より）

体質と食べ物の相性を知ると

さて、陰性体質の人には、陽気をたくさん含んだ陽性食物がよく合います。陽性食物から陽気を摂取することで、陰性体質の人特有の、沈んでたまっていた体液（水分）が、その気運を受けて動きはじめるからです。熱々の蒸気機関車のボイラーのように、体が活性化されるイメージです。

もちろん陽性体質の人が、こうした陽性食物を食べ続けると、必要以上に体が熱くなり、臓器も過剰に動きはじめるので、かえって健康に問題が生じやすくなります。

実際のところ、韓国と日本には陰性体質の人が多いため、健康食品や滋養食のほとんどが、体の熱を上げ、気力を養うことができる陽性食物です。たとえば、健康を補うことでよく知られる高麗人参《こうらいにんじん》も、代表的な陽性食物の一つ。また、韓国で滋養食として有名な参鶏湯《サムゲタン》（鶏肉）や補身湯《ポシンタン》（犬肉）も陽性のメニューです。

陽気と陰気、陽性食物と陰性食物に注意して食事をするという発想は、今日まで「体によい食べ物」を選ぶ基準として、栄養素やカロリー表示などに頼っていた人たちにとっては、すぐにはなじめないかもしれません。

しかし、私たちは食べ物から単純に栄養素だけを摂取しているのではありません。各料理が持つそれぞれの気運も、一緒にいただいているのです。

こうした考え方は、既存の食品栄養学の体系とは異なりますが、一方で、食べ方の基本原理は類似しています。

すなわち、過剰な栄養素は避け、不足している栄養素を摂取するのと同様に、過剰な気運は避け、不足している気運を選んで食べればよいのです。栄養摂取が適切であれば健康になれるように、体内の陰陽の気運も、そのバランスが整ってこそ、健康を享受《きょうじゅ》できるのです。

私は日頃、患者の皆さんに対して、わかりやすく説明するために、「気＝栄養素」という言い方をよくします。

「体質に則《そく》した食事＝体質食」とは、既存の物理的栄養素（炭水化物、たんぱく質、脂肪など）を考慮するのはもちろんのこと、この「気＝栄養素」を踏まえて食べることを意味します。

体質食を意識すれば、健康な状態をより簡単にキープできます。反対に、陰性体質の人が陰性食物を食べ続けたり、陽性体質の人が陽性食物を食べ続けたりすると、突然の下痢に襲われたり、気力が低下したりするなど、コンディションは悪化してしまいます。

たとえば、欧米で「スーパーフード」として人気の高いトマトは、陰性食物に該当します。陽性体質の人が陰性食物を食べると、不足している陰気を補ってくれるので、肌がツルツルになったり、便秘が解消されたりするといった効果が得られます。

一方、体が冷たく陽気が不足している陰性体質の人の場合、陰性食物を食べると、体が冷えて下痢を引き起こすなど、体調を崩しやすくなります。実際、陰性体質の人が生のトマトをたくさん食べすぎると、体の気運が滞り、手足のしびれが出たり、血液循環障害を起こしたりするケースがあります。

要するに、たとえ栄養成分がすぐれていても、自身の体質と食物の性質を考慮しなければ、期待どおりの効果を得られないばかりか、かえって体に毒になってしまうので、十分な注意が必要なのです。

自分で判断できる食べ物の陰陽

では、食物の陰陽はどうやって見分ければよいのでしょうか（図表2）。

昔から、韓国、日本、中国など、アジアの国々では陰陽論をもとに、食物の性質を記録してきました。また現在でも、いわゆる気感（エネルギー感覚）の高い薬草専門家や韓医学専門家が、さまざまな臨床《りんしょう》試験を通じて食べ物の陰陽を区分しています。なかでも最も比重が大きいのは植物性の食べ物で、約五〇〇〇種にも及び、一般的な食べ物でありながら、韓方薬の材料としても使われます。

ですから、自身の体質を知ったうえで、体質に適した陰陽の植物を摂れば、健康をより維持しやすくなります。

陰陽の気運は、その生物が育つ背景と大きく関連しています（図表3）。大まかに言えば、温かい場所や日あたりのよい場所でよく育つ植物は、陰気が多い陰性植物である確率が高く、スイカ、トマト、ウリ、ブドウ、キュウリのような夏の果菜類、また、アロエ、千年《せんねん》草《そう》、百年草《ひゃくねんそう》のようなサボテン類が代表例です。共通点は、水分含有量がとても多いこと。暑い日差しをしのげるよう内部に水分を蓄積させようとするため、陰気が強くなります。

また、葉が広い葉物の野菜類も、ほとんどが陰気の強い陰性植物です。葉が広いのは、それだけ日光（陽気）を多く浴びられるということ。人間が自身の体質と反対の気運を取り入れて健康を維持するように、植物も体内の陰気が強いほど、日光を多く浴びられるように葉が広くなり、まっすぐ上に育つのです。

反対に、寒い場所や陰地でよく育つ植物は、陽気が多い陽性植物である場合が多く、寒くなりはじめる頃に収穫されるサツマイモ、ザクロ、カボチャなどが該当します。日光を浴びることができない場所ほど陽気が集まるため、根の部分を摂取する食べ物は、温かい性質を持っている場合が多いのです。

一例を挙げると、代表的な陽性食物として有名な高麗人参は、とても熱い性質を持っているため、太陽の下ではまともに育つことができません。日よけを施《ほどこ》し、冷たく涼しい環境を整えてこそ、高麗人参は良好に育ちます。

ところで、旬《しゅん》の果物が健康にいいとよく言われますが、その理由も植物の陰陽と深く関係しています。

たとえば、暑い時期に育つ植物はほとんどが陰性植物です。ですから、暑さで極度に温ま

図表2　食材の陰陽の一例

陽性体質の人によい陰性食物	陰性体質の人によい陽性食物
ドジョウ、豚肉、鴨肉、牛乳、トマト、キュウリ、スイカ、葉野菜、ゴボウ、大根、レンコン、ウリ、キキョウ、アロエ、梨、ブドウ、小麦、大麦、玄米、蕎麦、小豆、ビール、ビタミンC・E・Dなど	鯖、牛肉、鶏肉、エビ、カボチャ、ジャガイモ、サツマイモ、ニンジン、ニラ、ナズナ、リンゴ、米、キビ、ニンニク、唐辛子、コショウ、生姜、高麗人参、桂皮、ハチミツ、焼酎、ビタミンBなど

図表3　植物の陰陽判断

陰性植物		陽性植物
・日なたで太陽に向かって育つ	⟷	・日光を避けながら育つ
・果実や茎の内部に水分が多い	⟷	・果実や茎の内部に水分が少ない
・乾燥した場所でよく育つ	⟷	・湿気のある場所でよく育つ
・葉がよく発達している	⟷	・根がよく発達している

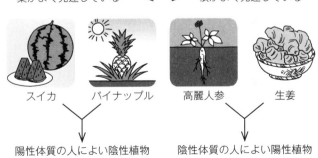

スイカ

パイナップル

高麗人参

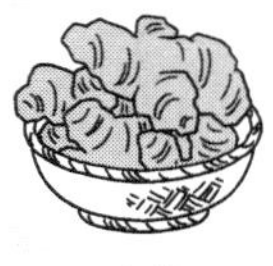
生姜

スイカ・パイナップル → 陽性体質の人によい陰性植物

高麗人参・生姜 → 陰性体質の人によい陽性植物

った体は、陰性植物を通じて熱が鎮《しず》まるのです。反対に、秋や初冬に収穫するものは、貯蔵しておいて冬の間に食べますが、その多くは陽性植物なので、体が寒さに耐えられるように助けてくれます。

また、春に採れる野菜や山菜も同様で、栄養が豊富に含まれていて性質が温かいため、冬の間に弱まった体を整えるのにちょうどいいのです。

こうした区別以外にも、食べ物の陰陽は、味を基準に区分されます。

たとえば、陽性食物は辛みや苦みが強いのが特徴です。春野菜や山菜、あるいは料理にアクセントを与える香辛料も陽性食物に該当します。

一般的によく知られた食材で例を挙げれば、生姜《しょうが》、ニンニク、コショウ、桂皮《けいひ》、唐辛子《とうがらし》、玉ネギなどがあり、食べると体が熱くなり、新陳代謝がよくなります。

一時期、日本と韓国で一世を風靡《ふうび》した生姜茶も、体温を上げることで免疫力がグンとアップするという効能が語られて、人々の大きな関心を集めました。

もっとも韓方では、生姜によって体温を上昇させるという方法が、万人に合うとは考えません。陰性体質の人にとっては高い効果がある一方、陽性体質の人には適していないからです。

ただし、韓国人と日本人に限って言えば、大多数が陰性体質のため、生姜のような陽性の強い食べ物が、多くの人によい影響を与えるのです。

本書も陰性体質の人が多数を占めるという事実を考慮したうえで書いていますが、もし、自分自身が陽性に近い体質を持ち、体温が高い人であれば、陰性食物を摂ることこそ、健康を維持する方法になるでしょう。

自分の体質を確認するリスト

自分自身の体質が陽性なのか陰性なのか、この点をきちんと確認することは非常に大切です。これまで述べてきたことからわかるとおり、陰陽の体質によって、食べ物から生活スタイルまで、健康管理術が丸っきり変わってしまうからです。

自分が陽性体質の場合、韓国や日本で一般的に滋養食として知られる食事は避けましょう。というのも、繰り返しになりますが、日本と韓国には陰性体質の人が多いため、滋養食と呼ばれるメニューは、陽気を取り入れる料理だからです。

かりに、陽性体質の人が滋養食を摂りすぎると、陽気が多いところに、さらに陽気を足す行為になるので、陰陽のバランスが大きく崩れやすくなります。

具体的には、突然体が熱を帯びたり、肌トラブルを招いたり、眠れなくなったりするケースがあります。ですから、滋養食という言葉に惑《まど》わされず、自分自身の体がどんなふうに反応しているのか、注意を向けてみましょう。

韓国で暮らす人に対しては、さまざまなトラブルが生じないように、一度は韓方医院で専門家の診察を受けて、体質診断をしてもらうことをすすめています。なぜなら、韓方医であれば患者の体質をきちんと見極めて、先天的にどこが弱い部分なのか、一人一人にわかりやすく説明して、適切な養生《ようじょう》法をアドバイスできるからです。

もっとも、日本で暮らす読者であれば、韓方医院に出向くのは難しいところ。そこで、本書では自身の体質を大まかに把握できる方法を紹介します。

まずは、陰性体質と陽性体質、それぞれの特徴についてチェックしてみましょう。

ただし、あまり早急な判断をするのは避けること。なぜなら最近は、自分自身がどのような症状を持っているのか、体がどんな反応をしているのか、「よくわからない」という人が増えているからです。

また、体が発するサインは、微細でわかりにくい症状の場合が多いもの。一方、私たちは極端にしんどかったり、つらかったりしたことでも、過ぎてしまえば意外とあっさりと忘れてしまいがちです。

チェック項目を見ながら、「あてはまる気がするけれど、違う気もするし……」と迷いが生じる場合も多々あるでしょう。そういうときは、すぐに決めようとせずに、一週間程度の余裕を持って、特定の状況で自身の体がどんな反応を見せるのか、慎重にチェックするのが賢明です。

たとえ、自らを健康だと考えている人も、体の反応に注意してあらためて自己観察してみると、食べているもの、飲んでいるものによって、体が示す反応が少しずつ違うことに気づくはず。近代文明のなかで暮らす私たち人間は、自分自身の体の反応について関心が薄くなり、その結果、変化や異常を感じるセンサーが鈍ってしまっているのです。

しかしながら実際は、体は自身に合うものと合わないものをしっかりと区分して、それに応じた反応を、つねに示しているのです。

では、以下の該当する項目にチェックをつけてみましょう。あてはまる数の多いほうが自分の体質です。

陰性体質のセルフチェック

- □ のどの渇《かわ》きを感じることが少なく、水をあまり飲まない
- □ 温かい食べ物が好きだ
- □ 上半身に比べて下半身が太っている
- □ 体型を見ると、相対的に首が細く、足首と太ももは太いほうだ

□ 暑さよりは寒さに弱い
□ 手足が冷たく、よくしびれる
□ 下腹が冷たく、お腹がよくグルグルと鳴る
□ 寒気を背中、首、肩から先に感じる場合が多い
□ 疲れているときや体調が悪いときに、下半身がよくむくむ
□ 排便が頻繁《ひんぱん》には行われず、一度に排泄《はいせつ》する量は多く、ときには下痢を伴う場合もある
□ 人と比べて辛い食べ物をよく食べる
□ 酸《す》っぱい食べ物は苦手なほうだ
□ 風邪《かぜ》を引くと鼻水が出て、症状の進行が遅い
□ 髪の毛の量が多い
□ 熱いお湯に入るのが好きだ

陽性体質のセルフチェック

□ 水をよく飲む
□ 冷たい食べ物が好きだ
□ 頭が大きく、肩幅が広く、下半身より上半身のほうがガッチリしている

- □ 体型を見ると、相対的に首が太く、足首と太ももは細いほうだ
- □ 寒さよりは暑さに弱い
- □ 食後の消化がよい
- □ よく冷えた水を好む
- □ 体温が高く、汗をよくかくなど、生理活動が活発である
- □ 排尿回数と量が多い
- □ 便意が頻繁で、腹部膨満感などを伴った便秘がよく起こる
- □ 顔や首の後ろ、耳の下に汗を多くかく
- □ 風邪など体調がすぐれないときに、汗があまり出ない
- □ 人と比べて酸っぱい食べ物をよく食べる
- □ 風邪を引くと、鼻詰まりと高熱が出て、進行が早い
- □ 入浴時、熱いお湯に少し浸《つ》かっているだけで、息苦しくなる

青汁は体に毒？

さて、欧米で「スーパーフード」などと称される食材を見てみると、冷たい気運を持った陰性食物が多く見られます。何をスーパーフードと呼ぶかについては、いろいろな説があり

ますが、たとえば、ブルーベリー、トマト、キャベツ、ホウレン草、緑茶、ブロッコリーなど、これらはすべて冷たい性質を持つ陰性食物です。

このような陰性食物は、陽性体質の人にとっては、体力を補ってくれる補薬になります。というのも、陽性体質の人がこうした陰性食物を食べると、陽性特有の熱と沸き上がるような気運を鎮められるからです。

つまり、西洋人の多くは陽性体質だからこそ、彼らにとっては陰性食物がスーパーフードになりうるのです。一方、韓国人と日本人のほとんどは陰性体質で、西洋人とは異なります。ですから、陰性食物のスーパーフードは体に合わない人が多数派なのです。

一時期、韓国ではデトックスジュースによるダイエット法が大流行しました。このジュースは、陰性食物に分類されるキャベツとトマトがおもな材料で、いわゆるスーパーフードと呼ばれる食材が入っていました。そして、これらをミキサーにかけて、すぐに冷蔵庫で保存し、冷やして飲むというのが基本メソッドだったのです。

実際、この方法で二〇キロの減量に成功した女性お笑い芸人がいたことで大きな反響を呼び、当時はたくさんの人が、このデトックスジュースに飛びつきました。しかしながら、中には不調を訴える人も少なくなかったのです。

私に言わせれば、陰性食物を冷やして飲むのは多くの人にとって体に毒。体内に陰気が充満《じゅうまん》してしまい、その結果、血液循環や新陳代謝の悪化が生じ、気運が落ち込んだり、肌がボロボロになったりするトラブルが起こりました。

ときどき、青汁《あおじる》を飲んで似たような症状を訴える人がいますが、これも同様に、陰性食物が体質的に合わないからです。

では、栄養学的にすぐれているとされるこのような食材は、すべて避けなければならないのでしょうか。

もちろん、自身の体質に合わない食材を「健康にいいから」と過剰に摂取するのは禁物《きんもつ》です。しかし、これらの食材をすべて排除して食べないという選択は不可能に近いでしょう。

それでは、どうやって陰性食物とつきあっていけばよいのでしょうか。

こうした悩みの解決法はとてもシンプル——食材の性質を中和してくれる材料と一緒に食べればよいのです。

しばしば食べ合わせに気をつけましょうと言われます。たとえば、豚肉とニラ、寿司と生姜などを一緒に食べるといった古くからの知恵が、こうした賢い食べ方です。

魚や豚肉は冷たい性質を持っているため、陰性体質の人がこれらを食べると、お腹を壊す場合があります。ですから、魚や豚肉を食べる際は、ニラ、生姜、ニンニクなど、陽性食物を同時に食べて、陰性食物のパワーを鎮めるのです。

そのほか、陰気を除去するもう一つの方法は、食べ物を温かい状態で食べること。ゆでたり、焼いたり、熱をプラスすることで、冷たい性質が中和されます。

そこに陽性食物を加えて調理すると、さらに栄養素も豊富になりますし、体質的にも適した料理になります。

少し複雑に思えるかもしれませんが、実際には、さほど難しいことではありません。たとえば、自分が陰性体質の場合は、トマトのパスタにニンニクをたっぷり入れればＯＫ。それだけで問題は簡単に解決されるのです。

では、こうした陰陽の概念をはじめ、本章で解説してきた韓方の基本的な考え方を踏まえたうえで、次章からは、本書の大きなテーマである子宮の重要性について、掘り下げていきましょう。

第二章　すべてを司る子宮の秘密

全身と経絡でつながる子宮

女性の体にとって、子宮の存在はとても大きいもの。毎月一度やってくる生理の憂うつさを引き合いに出すだけでも、その存在感を十分に認識できるでしょう。

神経が過敏になったり、活動も制限されてしまう状態が、一ヵ月の四分の一から三分の一ほど続くのですから、女性として生きていくのはけっしてラクではありません。とりわけ、生理痛がつらい女性であれば、「いっそのこと子宮がなければいいのに……」などと思ってしまう人がいても、おかしくないと思います。

しかしながら、子宮がいかに女性の心身をコントロールしているか、その重要性について知識を深めれば、そんな考えは吹き飛んでしまうでしょう。子宮は妊娠や出産をしたり、そのための準備として生理サイクルをコントロールしたりする以外にも、じつは非常に大切な働きを担《にな》っているのです。

韓方の主要な概念の一つである経絡《けいらく》とは、気血《きけつ》の通り道のことで、この経絡は、全身を網の目のように巡っています。経絡には、各臓腑《ぞうふ》を経由しながら循環する一二本の流れのほか、任脈《にんみゃく》や督脈《とくみゃく》と呼ばれる二本の流れがあると考えられています。

たとえば、経絡の一つ、子宮から起こる任脈は、体の前面を通り下唇へとつながっています。ですから、下唇の周囲に吹き出物がよくできる場合は、子宮のトラブルが任脈を通じて皮膚のトラブルとして表に出てきた可能性が高いと考えます。その証拠に、生理前や生理期間は、この場所に吹き出物ができる傾向があるのです。

これはあくまで一例ですが、各器官は独立して存在するのではなく、互いに連携《れんけい》してはじめて、体内のあらゆる活動がスムーズに行えるのです。その要《かなめ》の器官の一つが、女性を女性たらしめる子宮というわけです。

先に挙げた経絡のうち、子宮は任脈と督脈という重要な脈を司っています。脈を通じて気血が全身を通り、各臓器を活性化させて、有機的な生命活動を可能にしています。

たとえて言えば、五臓六腑《ごぞうろっぷ》が畑だとすれば、脈はその間を流れる小川のようなもの。荒れ果てた土地でも、水が供給されれば肥えた土地になり、もともと肥沃《ひよく》な土でも、水が供給されなければ荒れ果ててしまいます。

つまり、子宮が健康で脈と気が強いほど、五臓六腑が活性化され、体に活気が満ちあふれます。反対に、子宮の状態がよくないと、その気運が脈を通じて、ほかの部位へと伝わるのです。

また韓方では、血液が流れる通路のことを血脈と呼び、五臓六腑（肝・心・脾《ひ》・肺・腎、胆・小腸・胃・大腸・膀胱《ぼうこう》・三焦《さんしょう》）の一つである「心」は「血脈を司る」と考えます。

合いです。

一方、子宮を「血室」という呼び方をします。これは、子宮は「血の部屋だ」という意味

つまり、子宮もまた、全身の血液が集まる場所であり、体の隅々まで行きわたる主要血脈を司る器官だということ。子宮を「第二の心臓」と称するのも、こうした理由からで、子宮は全身の血流、とりわけ下半身の血流に大きな影響力を及ぼすのです。

しかしながら、憂慮すべきは、子宮に対する関心がない人が多いということです。多くの女性は、月に一度の生理の際、「不快でつらい」と憂うつになるときに子宮の存在を思い出す程度。そのほかの時期には、とくに子宮に思いを馳《は》せることはありません。

また、現代人の生活スタイルは、子宮の健康を悪化させる暮らしそのものです。インスタント食品を頻繁に食べたり、長時間ストレスを感じながら働いたり、体を締めつける衣服、下半身の露出度が高い衣服を身に着けたり、そんな行動のすべてが子宮の機能を低下させ、ホルモンバランスを崩す要因になっているのです。

さらに子宮は、ともすればセクシャルなことを彷彿《ほうふつ》とさせるので、口に出して言いにくく、病院の受診をためらう傾向があります。たとえ、生理痛や生理不順、あるいは冷帯下症（一〇二ページ〜）でつらい思いをしていてもガマンをし続けて、病院に頼ろうとしない人は少なくありません。こうしたいくつもの要因が、子宮の健康をおびやかしているのです。

子宮にある美のスイッチ

突然、ニキビができた、お腹に肉がついた、顔がむくんでしまった――そんな場合、あなたならどんなふうに対処しようとしますか？　おそらく、「皮膚科で診てもらう」「ダイエットをはじめる」「美顔ローラーを使う」などと答える人が多いのではないでしょうか。

しかし、こうした悩みを持つ女性の患者さんに対して、私はまったく違う答えを用意しています。肌のケアやダイエットに取り組もうとする前に、子宮の状態を確かめてみること。それこそが、第一に取り組むべき課題です。

なぜなら子宮が健康でないとすれば、皮膚科に行っても、ダイエットをしても、市販の美顔グッズを使っても、どんな努力も水泡《すいほう》に帰するからです。

残念ながら、現代女性は子宮を軽視する傾向にあります。おそらく、それは子宮を単なる生殖器官としてしか考えていないためでしょう。高齢出産をする女性や妊娠を望まない女性が増加している社会的風潮により、こうした流れはますます強まっているようです。

しかし、健康的でスリムな体型、ツルツルの肌、ツヤやコシのある毛髪など、女性の美を決定づける条件のほとんどは、子宮の影響を大きく受けているのです。つまり、すべての女性が望む「美しさ」は、子宮の健康にかかっているといっても過言ではありません。

実際、子宮の不調を放置した結果、皮膚の疾患がひどくなり、そこではじめて皮膚科を訪れる女性が後を絶ちません。しかしそれでは、根本的な原因は放置されたまま。その場では軟膏《なんこう》や薬で炎症を緩和できても、子宮の健康が悪化すればするほど、皮膚の疾患はちょっとしたきっかけで再発するばかりでなく、さらにひどくなって現れます。

もし、皮膚のトラブルに慢性的に悩まされているとすれば、その部位にばかり着目するのではなく、子宮に目を向けてみるべきです。そうすれば、今までたどり着けなかった根本的な解決策を見つけられるでしょう。

子宮の健康のセルフチェック

- □ 生理痛がある、またはだんだんひどくなる
- □ 生理痛の期間がだんだん長くなる（生理前または生理後の痛みが長く続く）
- □ 経血の量が多くなり、大きなかたまりが見える
- □ 下腹部がズッシリと重く、ガスがよくたまるほうだ
- □ 便秘気味で、残尿感があり頻尿《ひんにょう》だ
- □ 生理期間以外にも、骨盤《こつばん》の痛みや腰痛がある
- □ 食事量に関係なく、下腹部に肉がついているほうだ

□　とくに避妊をしていないのに妊娠しづらい
□　流産の経験がある
□　インターネットをよく使うほうだ（一日四時間以上）
□　四〇代以降であり、性行為の経験がない
□　性生活を早くはじめたほうだ
□　肩こりがひどく、体がズキズキ痛む
□　生理前後に肌トラブルがひどい
□　経口避妊薬《けいこうひにんやく》や鎮痛剤などを、一五日以上服用したことがある
□　神経質なほうで、ストレスを多く抱えている

※五つ以上該当する場合は、子宮筋腫《きんしゅ》など子宮疾患の可能性があります。早めに病院で検診を受けたほうがいいでしょう。

子宮に潜む肌の悪化の原因

たとえば女性の肌は、男性の肌に比べて扱いづらいもの。一定の体質で肌のタイプがおよそ決まっている男性とは違い、女性はわずか一ヵ月の間にも、肌のコンディションがコロコロ変わってしまうからです。

オイリー肌の人が、あるとき急に乾燥肌になったり、いつになく肌の状態がいい日が続いたかと思いきや、突然ニキビができてしまったりもします。

　この急激な変化の一番の原因は、子宮の状態が定期的に不安定になるからです。こうした肌の不安定さは、当たり前のように女性の大半が経験しています。何しろ、女性の肌は生理周期によって、絶えず変化しているからです。

　一般的に、最も肌トラブルが起きたり、急激に状態が悪化したりするのは、生理直前と生理中です。西洋医学の観点からすると、ホルモンの種類と分泌量の変化が理由として挙げられますが、韓方の見立てでは、子宮の内膜《ないまく》が崩れて気と血があふれ出てしまうためだと考えます。そんな子宮の不安定な状態が、肌トラブルとして一気に現れるのです。

　生理が終わると一時的に弱くなった子宮が正常な状態に戻るため、肌の状態が悪くなるのもまた一過性で、生理後には回復しはじめます。

　ただし例外もあります。本来行われるべき気血の補充が行われず、子宮の健康状態が悪くなってしまうケースがその一つ。弱ってしまった子宮は、肌を通じて外部にコンディション悪化のサインを出し続けるため、肌の状態が回復しません。こうした場合、薬を使って一時的に肌がよくなったとしても、結局は再発してしまいがちです。

　前述のとおり、とくに口やアゴ付近の肌の状態は、子宮の健康と密接に関係しています。

子宮からはじまる経絡が通るルートにあたるので、子宮の状態によって影響されるのです。

具体的には、日頃から口まわりやアゴが乾燥して白く荒れている場合は、子宮の血液が不足している可能性があります。また、黒くなったり吹き出物ができたりする場合は、子宮内の血液の循環が滞っていると考えられます。

そのほか、鼻と口の間にある「人中《じんちゅう》」と呼ばれる場所もまた、子宮の状態を知るための指標になります。人中が短くクッキリしていない人は、子宮が弱いケースが多い。人中に色素が沈着している場合も同様です。また、この部分に吹き出物がでやすい、湿りやすいとすれば、生殖器の炎症や胃腸弱化などの症状が関連していると推測します。

さらに、目の下のクマも、子宮のトラブルによって現れる場合があります。通常、目の下のクマが目立つ季節は秋だと考えられています。というのも、涼しくなって乾燥しはじめるために、収縮した血管が血液とリンパ系の循環を阻害しがちだからです。

しかしそのほかにも、子宮の活動が低下して冷えてしまった場合、目の下のクマが目立つようになります。冷気が子宮内の血管を収縮させて血液循環を滞らせ、その結果、血液と老廃物がきちんと排出されずに、瘀血《おけつ》として蓄積したのが、目の下のクマの正体。瘀血については後述しますが、簡単に言えば、血の流れが滞りがちな血液を意味します。

シミも子宮の機能が低下するとできやすくなります。シミができる過程は、クマができるメカニズムと同様で、こうしたシミを韓方では「瘀血性シミ」と呼びます。

生理痛や末端冷え性などに悩む人の場合、瘀血性シミはさらに悪化しやすくなります。妊娠・出産後にできるシミや、経口避妊薬を服用してできるシミも、瘀血性シミの一種にあたります。

瘀血が増えるのは、子宮内の冷えが一番の理由。その子宮を直接的に温める方法としては、座浴《ざよく》がおすすめです。一週間に二〜三回座浴をすると、子宮はもちろんのこと、大腸、膀胱、小腸、腎臓など、お腹まわりの血液循環がスムーズになります。

こうした子宮のケアをしっかり行えば、子宮によって起こるさまざまな症状を緩和できるほか、子宮内の老廃物がうまく排出されるため、肌も明るくきれいになります。

顔の部位と関係の深い臓器とは

透明感があって弾力のある肌は、若さと美しさを決定づける重要なポイント。近年は老《ろう》若男女《にゃくなんにょ》を問わず、肌に高い関心を寄せる人が増え、美容パックのほか、美肌のためのさまざまな施術が生み出され、流行《はや》りすたりを繰り返しています。

そんな風潮の一方で、アトピー性皮膚炎やニキビといった慢性的な皮膚疾患は簡単には治りません。通常、こうした疾患に対して、西洋医学ではステロイド軟膏を使います。ステロ

図表4　顔の部位と関係の深い臓器

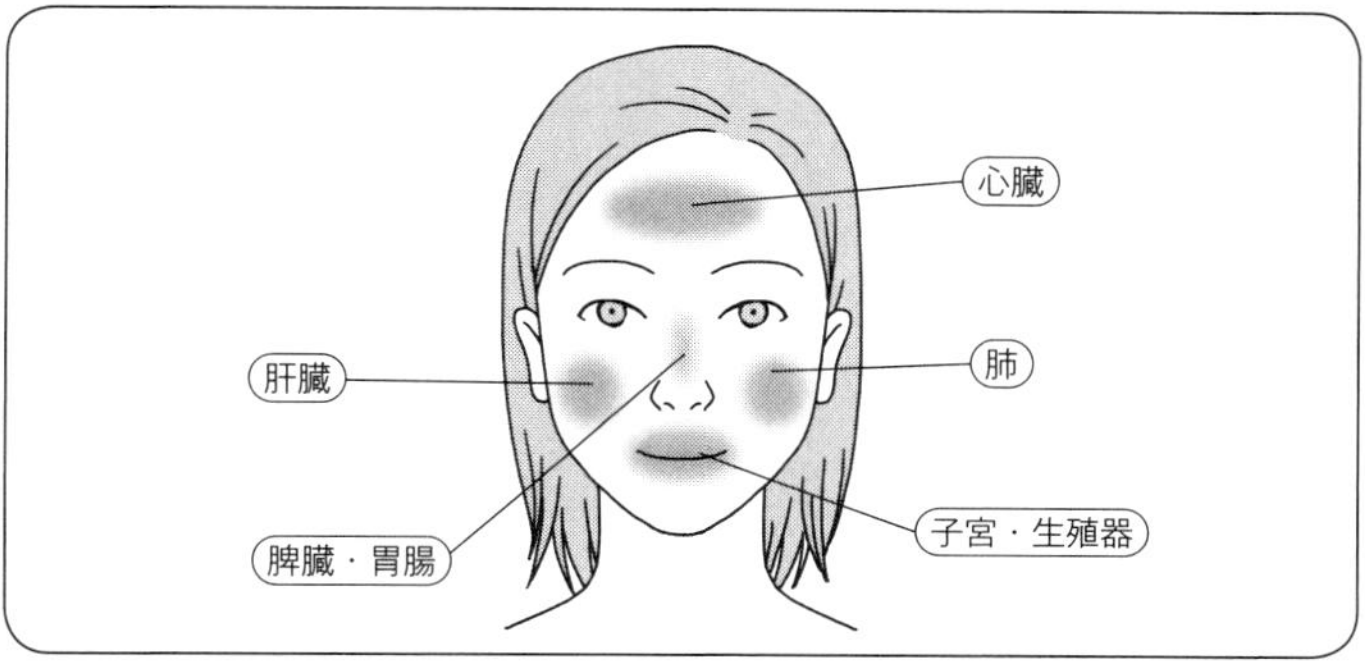

イドを使い出すと、初期のうちは不思議なほど肌の状態が落ち着くでしょう。

しかし問題なのは、これらの疾患のほとんどは、一時的に症状がよくなっても、結局のところ再発してしまうという事実。恐ろしいのは、再発するだけならともかく、薬に対する耐性が生まれることです。その結果、もっと多くの薬を使用しなければ、症状が治まらなくなってしまうのです。

もちろん一時的な皮膚疾患で、きちんと完治する可能性もあります。たとえば、肌に合わない化粧品を使ったり、カビなど菌が繁殖《はんしょく》して肌トラブルを起こしているケースは、原因がはっきりわかっているので、それを取り除き適切な治療を受ければ、すぐに治ります。

しかし慢性の皮膚疾患、たとえば同じ部位に特定の症状が続けて現れたり、長い時間を経ても症状が治まらなかったりする場合は、状況が大きく違います。こうしたときは、肌そのものではなく、体の内部に原因を探るべきなのです。

ところで、患者の状態を調べる方法として、望診《ぼうしん》という診断法があります。望診とは、肉眼で患者の体を見て健康状態を診断する方法。病気を患《わずら》う人に現れる外部的な特徴を類型別に分類して診断するもので、なかでも、顔の観察は非常に大切だとされています。

というのも、五臓六腑は顔の特定部位とつながっているからです。もし、肌トラブルが顔の特定部位に現れ続けているのであれば、その部位と関連した臓器に、異常が起こっている可能性があります（図表4）。こうした場合、体の中を治療しないかぎり、けっして肌トラブルの根本的な改善は望めません。

肥満や病気を招く子宮の毒素

韓方でいう毒素の種類の一つに、前述した瘀血というカテゴリーがあります。瘀血は「汚れた血」といった捉え方をしますが、現代医学で解釈すると、血栓《けっせん》があったり、コレステロール値や中性脂肪値などが異常に高いような状態が、瘀血に属すると考えてもらうといいでしょう。

大きな事故やケガにより瘀血ができる場合もありますが、女性の瘀血のほとんどは、子宮のケアをおろそかにすることで起こります。子宮は大量の血液が集まる場所であり、少しでも子宮の働きが低下すると血流不全が起こりやすくなり、全身のあちこちでも血流が滞りやすくなるのです。

その結果、体内の瘀血がさらに増えて、子宮内および全身の血流を悪化させていくという、負のスパイラルに陥ってしまいます。

子宮内の瘀血が増えると、まずは生理痛や生理不順がひどくなります。子宮の状態がよくないので、当然の結果と考えられるかもしれませんが、瘀血は子宮内だけで問題を起こすわけではありません。アザができやすくなったり、皮膚が黒くなったり、腰が痛んだり、さまざまな全身症状が現れます。

さらに、女性にとって最も避けたい美容トラブル、肥満にもつながります。なぜなら、瘀血は血液循環や新陳代謝を悪化させるので、基礎代謝《きそたいしゃ》の低下を引き起こし、急激な体重の増加を招きやすいからです。また、痩《や》せにくく太りやすい体質にもなってしまいます。

私たちの体は、生命を維持するための体内活動に、一定以上のエネルギーを消耗します。つまり、特別な運動や、これといった努力をしなくても、たとえ一日中寝ていたとしても、一定量のエネルギーが消費されるのです。

こうした体内活動が基礎代謝で、使われるエネルギー量を基礎代謝量と呼びます。

基礎代謝量は人によって異なりますが、基礎代謝が高いほどエネルギー消費量が多く、太りにくくなります。反対に基礎代謝が低いと消費するエネルギー量が少なくなり、同じ量を食べても太りやすくなるのです。

女性は太った理由として、しばしば加齢のせいだと言い訳をしがちですが、実際には、体内に蓄積された瘀血が原因として潜んでいるケースがあります。また、老廃物や水分の排出が滞るので、むくみが目立ちやすく、実際より太って見えてしまうのです。

子宮の健康でサラサラ血液に

近年、現代医学の分野においても、子宮が健康なほど、血液がきれいな状態をキープできるという事実が明らかになってきました。その理由は、卵巣《らんそう》で分泌されるエストロゲンが、血液中の不要なコレステロールなどを調節して、血液をきれいに保つ働きをするためです。

事実、五〇代以前の女性は、男性に比べて心臓病の発症率が格段に低いという調査結果もあります。こうした事例も、エストロゲンが血液中の過剰なコレステロールを除去して、動脈硬化の予防に役立っているからではないかと考えられます。

きれいな血液をキープすることは、健康の基本中の基本。そうだとすれば、子宮は、女性の健康を守ってくれる番人だと見なしてもいいでしょう。

ですから、子宮の不健康な状態を改善すれば、全身の不調も快方に向かいます。実際、韓方では昔から、子宮のケアを通じて女性の健康をコントロールしてきました。

具体的には、鍼《はり》とお灸《きゅう》で子宮が正常に動くよう働きかけたり、韓方薬で子宮内の瘀血を除去したりして、うまく血液が循環するのを助けてきました。

しかし、韓方の施術や処方薬だけに頼って、子宮によくない食習慣や生活習慣をそのまま続けていては、トラブルは繰り返されてしまうでしょう。

したがって私は、子宮の健康を持続するための食習慣や生活習慣についてもアドバイスを欠かしません。それが、本来の生命活動がスムーズに行われ、健康をキープするための鉄則だからです。

ではここで、子宮内に瘀血がたまっていないかどうかを自分で確かめる、簡単な方法を二つ紹介しましょう。

まず一つは、おへその左斜め下三センチの場所を、垂直に立てた指で押してみる。このとき、抵抗と圧痛《あっつう》を感じれば、下腹部に大量の瘀血があります。

もう一つは、鏡の前で舌を出して見てみる。舌のところどころに赤黒い斑点《はんてん》があれば、瘀血が多い証拠です。

さて、子宮の瘀血が気になる人は、「三陰交《さんいんこう》」と呼ばれるツボの指圧がおすすめです（五三ページの図表5）。三陰交は、生理痛や冷帯下症（一〇三ページ～）など、生理に関するトラブル、あるいは婦人科系疾患に効果があります。韓国国内で行われた臨床試験によると、三陰交の指圧を行った人は、行っていない人に比べて、生理痛が軽くなったという結果が出ました。

普段からツボ押しをすれば瘀血が改善し、子宮の活動を助けてくれます。

女性ホルモンをセルフチェック

女性の心身は、女性ホルモンにコントロールされているといっても過言ではありません(図表6)。というのも、卵巣から分泌される女性ホルモンが、体に指令を出して、女性らしく生きられる体をつくり出しているからです。

女性ホルモンには、エストロゲン(卵胞《らんぽう》ホルモン)とプロゲステロン(黄体《おうたい》ホルモン)があり、両者のバランスによって、女性の生殖周期がコントロールされたり、心身のコンディションが変化したりします。

一方、エストロゲンとプロゲステロンのバランスが崩れてしまうと、子宮の機能が低下してしまいます。具体的には、生理不順のほか、不安や憂うつな感情が出たり、片頭痛《へんずつう》、不眠症などの症状が現れたりします。ですから、女性ホルモンと子宮とは、切っても切れない関係にあります。女性ホルモンのバランスを整えることが、子宮の健康には不可欠であり、ひ

図表5　子宮の瘀血を改善するツボ「三陰交」

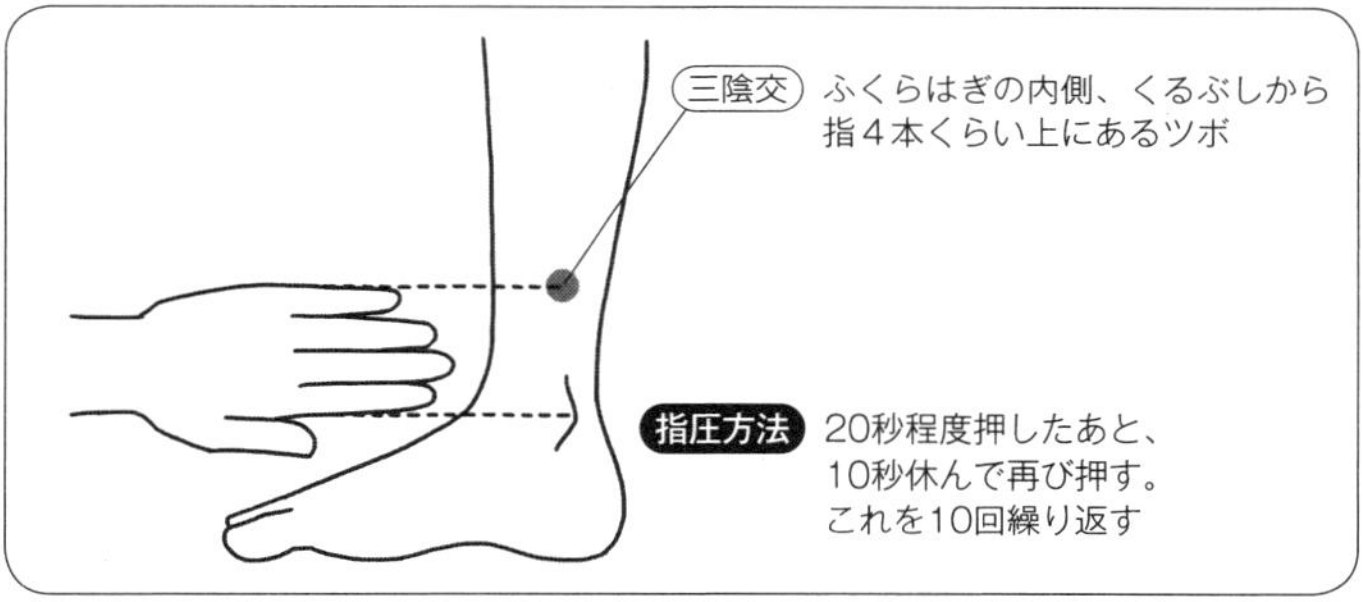
三陰交
ふくらはぎの内側、くるぶしから
指４本くらい上にあるツボ
指圧方法
20秒程度押したあと、
10秒休んで再び押す。
これを10回繰り返す

図表6　ホルモンバランスが崩れたときに現れる諸症状

ホルモン名	エストラジオール		プロゲステロン		アンドロゲン		コルチゾール	
分泌量	過剰	不足	過剰	不足	過剰	不足	過剰	不足
不安・焦り		○				○		
うつ病		○	○	○		○	○	
頭痛				○		○	○	
記憶力低下		○		○		○	○	
慢性疲労						○	○	○
体重増加				○	○		○	
脱毛	○			○	○		○	
月経前症候群(PMS)	○			○				
ニキビ				○	○			
骨密度低下		○		○		○	○	
性欲減少				○		○	○	

・エストラジオール＝エストロゲンの成分の一つ。エストロゲンのなかで最も含有比率の高い成分
・アンドロゲン＝エストロゲンと拮抗して働く男性ホルモン
・コルチゾール＝ストレスに対応するホルモンとして知られる

いては全身の健康にもつながります。

女性ホルモンのセルフチェック

- □ 生理が毎月規則的ではない、または生理が来ない場合もある
- □ 貧血と冷え性があり、肌や唇の色がよくない
- □ 最近ストレスがたまり、体調がすぐれない
- □ 食事が不規則で、食事を抜いたり偏食が多い
- □ 甘いものや間食をよく摂り、太っている
- □ 無理なダイエットをしている
- □ 勤務時間が一定ではなく、残業などが多く、生活リズムが崩れている
- □ 生理痛がひどい月とそうでない月がある
- □ 生理前には肌トラブルがひどい
- □ 生理前には精神状態が不安定で、集中力が低下し、無気力だ
- □ 頭痛、腰痛、肩こりがある
- □ 飲酒と喫煙量が多い
- □ 最近、化粧やファッションなど、おしゃれに関心がなくなった

□　夫または彼氏との関係がよくない、または異性に関心がなくなった
□　不安でイライラする、感情的になることが多い
□　毎月二～三キロ以上、太ったり痩せたりする
□　朝起きると疲れが残っていて、つねに倦怠感《けんたいかん》がある
※六つ以上該当する場合は、ホルモンバランスが崩れていると思われます。健康な生活習慣と食習慣で、子宮の自然治癒力を高める努力が必要です（第四章の子宮を温めるさまざまな生活療法を参考にしましょう）。

コラーゲンを体内で増やす方法

コラーゲンとヒアルロン酸――日頃から肌の調子に対して気を使い、化粧品に関心が高い女性にとっては、どちらもなじみの深い言葉でしょう。

簡単に言えば、コラーゲンは肌の弾力を、ヒアルロン酸は肌の保湿を助けてくれる代表的な成分です。つまり、弾力のあるしっとりとした若々しい肌を維持するためには、この二つの成分は必要不可欠だというわけです。

さらに、健康な体を維持するためにも、コラーゲンとヒアルロン酸はとても重要です。なぜなら、コラーゲンは皮膚だけでなく、筋肉、内臓、骨、関節など、あらゆる全身の組織に

存在して、細胞同士をつなぎとめる働きをしているからです。

また、ヒアルロン酸も皮膚だけでなく、関節や眼球などに多く含まれていて、関節や目の働きを助ける役割を担《にな》っています。

もう少し掘り下げると、コラーゲンは皮膚組織の細胞の間を埋めている物質です。柔らかく弾力性があるため、ヒザなどの関節を柔軟にする重要な役割も果たしています。

食べ物では、豚の皮や鶏の足などに多く含まれており、一時期は、これらが皮膚の健康を補う食品として人気を博していました。

実際のところ、食品内のコラーゲンは胃で簡単に分解されないため、あまり効果が望めないというのが定説のようですが、近頃では、特殊な処理を施した吸収率の高い「食べるコラーゲン」などが流行っています。

一方、ヒアルロン酸は体内の水分含有量を司っています。ヒアルロン酸はまわりの水分を集めてため込む性質を持っていて、「保湿タンク」などと呼ばれているほどです。

通常、アトピー性皮膚炎や大人ニキビといった炎症性疾患は、皮膚が熱を持ったり乾燥すると悪化しますが、体内のヒアルロン酸合成が円滑に行われていれば、肌のみずみずしさが持続し、トラブルの頻度も少なくなります。

ちなみに、韓国で話題を集めているアンチエイジングの一つとして、「水光注射《すいこうちゅうしゃ》」と呼ばれる美肌治療がありますが、これはヒアルロン酸を皮膚の中に注入して、潤いのある肌を目指すものです。

機能性化粧品の中には、この二つの成分を含有していることを強調しているものが少なくありません。そんなあおり文句によって、体内ではこれらの成分がつくられないと誤解している人も多いように思います。

しかし実際には、この二つの成分は体内でも合成可能です。つまり、十分に体内でコラーゲンとヒアルロン酸が合成されていれば、わざわざ高いお金を出してまで、摂取する必要はないのです。

では、コラーゲンとヒアルロン酸、これらが体内で合成されるためには、どのようにすればいいのでしょうか。そのカギを握るのが女性ホルモンです。というのも、女性ホルモンのエストロゲンが、コラーゲンやヒアルロン酸の生成をバックアップしているからです。

逆に言えば、女性ホルモンが加齢とともに減少してしまうと、体内のコラーゲンやヒアルロン酸を維持することが難しくなり、潤いやハリを失うなど、肌の老化が進んでしまうのです。

そうだとすれば、女性ホルモンの分泌量が下がらないように努力する生活習慣が、アンチエイジングの一環として大いに役立つと言えるでしょう。

女性ホルモンとストレスの関係

子宮と卵巣は思考や感情の領域も支配しています。

たとえば、女性ホルモンによって分泌を促進されるコルチゾールと呼ばれるホルモンがあります。しばしば「ストレスホルモン」とも称されるコルチゾールは、ストレスを受けると分泌《ぶんぴつ》量が増え、その結果、全身が活性化されます。要するに、ストレスという敵に立ち向かうための戦闘態勢をつくる方向で、体の準備を整えるのです。

具体的には、身体の各器官に大量の血液を放出し、脈拍数と呼吸量がともに上昇します。また、筋肉はすぐ動き出せるように緊張状態となり、感覚器官は正確で迅速《じんそく》な状況判断ができるように研《と》ぎ澄《す》まされます。

緊張感を持って仕事をすれば集中してはかどるように、初期段階においては、よい結果が得られます。これはまさにコルチゾールのおかげだと言えるでしょう。

しかし、子宮と卵巣の状態が悪化すると、女性ホルモンが正常に分泌されなくなります。すると、コルチゾールの分泌を過剰に促進させ、副作用を引き起こすのです。

まず初期段階には、食欲が旺盛《おうせい》になり、中には食べる量が劇的に増えるケースも見受けられます。そして緊張状態がしばらく続くと、不安や焦りが襲ってきます。

さらに、コルチゾールの分泌が過剰な状態が続くうちに、慢性疲労、慢性頭痛、不眠といった症状も起こりやすくなります。こうした状況が慢性化すると、とても神経質な人間になってしまうのです。

「女性ホルモンが多く分泌されるのはいいことじゃないの？」と驚く人がいるかもしれませんが、過剰に分泌されるのは、けっしていいことではありません。

女性ホルモンは、少なすぎても多すぎても問題です。ほかのすべてのホルモンにも共通することですが、女性ホルモンも「適量」の幅が極端に狭いため、ごく微量の増減であっても、体に異常が現れやすいのです。ちなみに子宮がん、乳がん、子宮筋腫は、いずれも女性ホルモンの過多により発症します。

女性ホルモンの分泌量は適正範囲が狭いうえ、その範囲も個人差があるため、それらを精密に把握し、ホルモンを注入する治療はとても困難です。したがって、私が本書で伝えたいのは、女性ホルモンを人工的に促進したり抑制したりしましょうという話ではありません。

こうしたホルモン治療は、子宮がやるべき本来の仕事を奪って、医師がとりあえず代理を務めるにすぎず、根本的な解決にはなりません。また、こうした人為《じんい》的な操作は、副作用が大きいのもデメリットです。

そういった考えから、本書で紹介する健康法は、女性ホルモンに注目するというよりも、子宮に備わる本来の力を高める方法を中心に紹介します。

子宮には、「本来的に私たちの体が欲していることは何なのか」という情報がすでに備わっています。それが、生活スタイルなど何らかの外的要因により、正常に機能できなくなっているだけなのです。

ですから、私たちがなすべきことは、子宮が本来の役割と機能を果たせるように、気力を与えてあげるだけ。その先は子宮の力に任せて待てばいいのです。

頭痛や耳鳴りも子宮から?

現代医学では、生理と排卵により起こる急激な女性ホルモンの変動が、片頭痛を誘発する要因の一つだと考えられています。事実、思春期を過ぎた年頃の女性、および排卵活動が活発である妊娠可能な年齢層の女性、いずれも男性に比べて片頭痛患者が圧倒的に多いというデータもあります。

片頭痛の起こる理由は、ホルモンバランスの崩れが、自律神経を乱れさせたり、血液循環を悪化させたりするからです。そうすると、血管は血液循環をよくするために血管を拡張しようとして、痙攣《けいれん》性の痛みが現れる場合があるのです。

片頭痛については、頭の片側だけが痛むという間違った認識を持っている人がよくいますが、激しい頭痛とともに吐き気がしたり、光や音に対して過敏になったり、さまざまな症状を伴う疾患です。

また、片頭痛に悩む人は、仕事、家事、勉強など、やらなければいけないことに手がつけられなくなったり、ときには寝込んでしまったり、そのほか心的苦痛などにも悩まされます。

つまり、片頭痛は生命をおびやかすことはありませんが、長時間にわたって極度の痛みに苦しんだり、日常生活に大きな支障をきたしたりするのです。

さらに、このような片頭痛をきちんと治療せずに放置していると、痛みの頻度がだんだん増えて、慢性片頭痛に発展する可能性があります。

慢性片頭痛とは、三ヵ月以上にわたって、一ヵ月のうち一五日以上も頭痛が起こる状態で、過去には片頭痛との関連性が明確になっておらず、単純に慢性連日性頭痛、混合型頭痛（血管性の片頭痛と筋緊張性の緊張型頭痛）などと呼ばれていました。しかし、ほとんどの患者は、過去に片頭痛に悩まされているため、慢性片頭痛と呼ばれるようになりました。

慢性片頭痛は、ＭＲＩ（磁気共鳴画像）やＣＴ（コンピュータ断層撮影）検査などでは異常が見つからず、原因を特定できない場合が多いという特徴がありますが、片頭痛と同様に、男性よりも女性に多いと言われています。

また、頭痛とともにやってくるのが耳鳴りです。最初のうちは、耳鳴りの音が小さいのでガマンしやすいのですが、聞こえはじめると、恐怖感を抱きやすくなります。そのほか、耳鳴りによって不眠症や突発性難聴を発症するなど、片頭痛と同様に、日常生活に大きな差しさわりが出ることもしばしばです。

耳鳴りは、音を感知して判断する聴覚器官、あるいは脳神経などに問題がある場合に起こります。認知症と同様に、耳鳴りは老人性の症状の一つと考えられてきましたが、最近では、極度のストレスに悩まされる若者の間でも多く見られます。

傾向としては、虚弱《きょじゃく》体質の人や、多忙で健康を気づかうことが難しい社会人などに多いようです。そのほか、抗がん剤治療が原因になったり、持続的な騒音などにより聴覚細胞に損傷を受けたりするケースも見受けられます。

女性ホルモンは、こうした聴覚細胞の損傷を防いだり、損傷の回復を助ける役割も持っています。

また、女性ホルモンは耳の内側（内耳《ないじ》）とも関係が深いので、更年期《こうねんき》障害の一つとして、めまいが起こることもしばしばです。

とある研究によると、聴覚細胞の損傷を誘発させるような要因があっても、女性ホルモンが十分に作用した場合、その損傷程度が顕著《けんちょ》に少なかったという結果を得られたそうです。

こうした報告からも、女性ホルモンが聴覚細胞を保護して、損傷を抑制する作用があるのではないかと考えられます。

頭痛に効く六つのツボ押し

頭痛は疲労や肩のこり、あるいは憂うつな感情など、心身のさまざまな理由により起こりますが、慢性的な頭痛は、薬による根本的な解決は望めません。加えて、痛みをどうにかしたいと頭痛薬に頼っていると、薬に対する耐性がついてくるので、服用する頻度や量が、どんどん増えてしまいます。

では、慢性的な頭痛に悩まされているときは、一体どう対処すればよいのでしょうか。そんなときに役立つのがツボ押しです。頭にある主要なツボを覚えておけば、自分でツボを指圧して、痛みを和らげられるでしょう（次頁の図表7）。

頭が痛くないときでも、こまめに頭のツボ押しをすると、気血の循環を助けてくれるので、ひまを見つけて積極的に行うことをおすすめします。

❶百会《ひゃくえ》……両耳の端から頭頂部へ向かう線と、鼻先から頭頂部へ向かう線とが交わる部分。体がだるくて力が出ないときに、ここを押すと気分がスッキリして、集中力も高まります。

❷頭維《ずい》……額と頭の境目部分にあるツボ。よく頭がズキズキ痛む場合に、はちまきをするな

図表7　頭痛に効くツボ

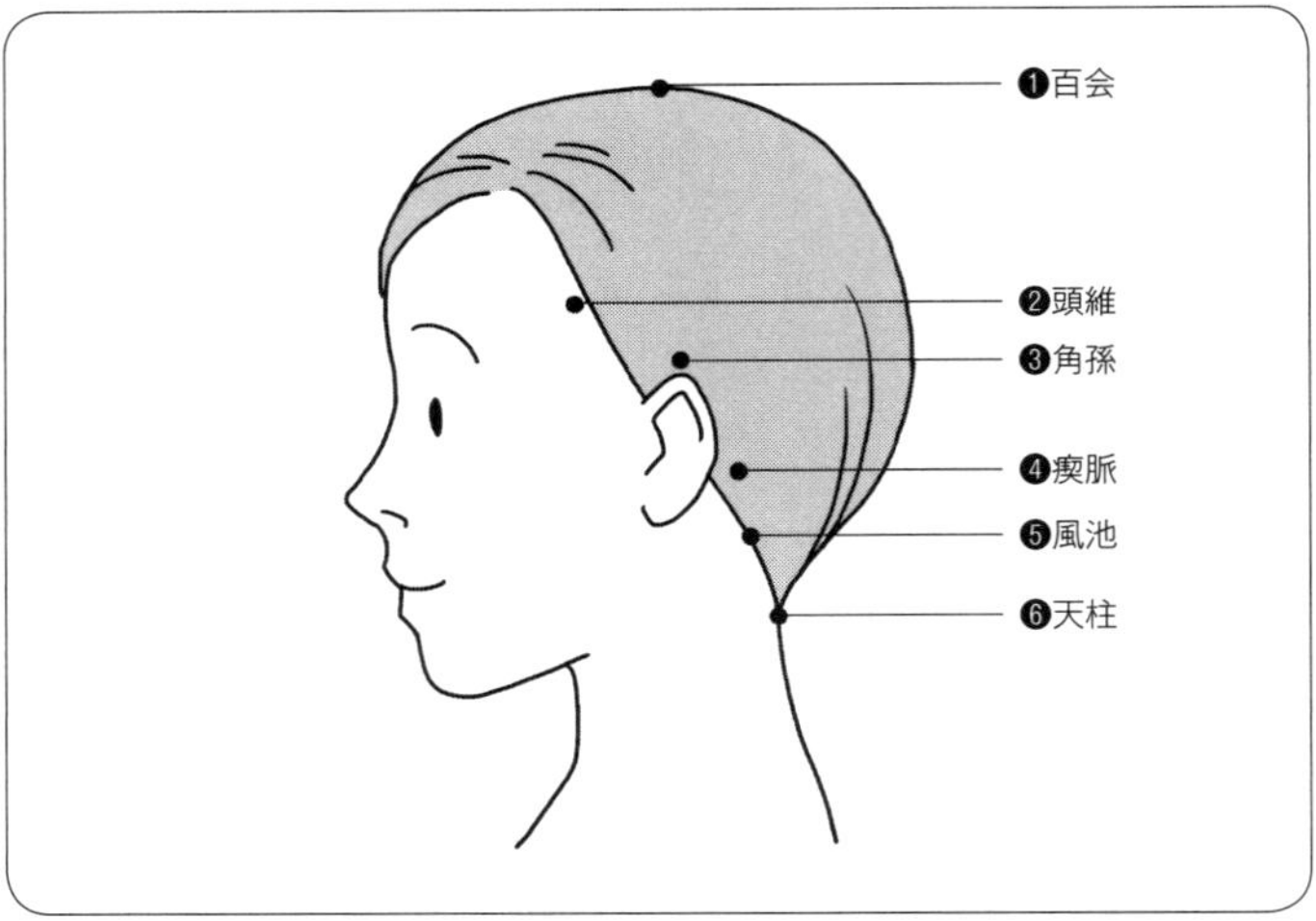

どして痛みを和らげる場所がここです。指でそっと押すと片頭痛が緩和されます。普段から繰り返しツボ押しをすると、顔色がよくなる効果もあります。

❸角孫《かくそん》……耳を前に折り曲げたとき、耳の上端があたるあたりを言います。頭痛やめまいに効果があります。

❹瘈脈《けいみゃく》……耳の上端と耳たぶを結ぶ線の下から三分の一あたりで、耳たぶの後ろの骨がくぼんだ部分を指します。頭痛や耳鳴りに効果があります。

❺風池《ふうち》……首の後ろ、髪の生え際で、後頭部中央のへこみと、耳の後ろの出っ張った部分の中間あたりです。頭痛、肩こり、疲労、低血圧に効果的です。

❻天柱《てんちゅう》……風池から親指一つ分くらい下の

部分。押すことで頭痛と肩こり緩和に効果があります。

頭痛に有効な六つの韓方ハーブ

また、ツボ押しほどの即効性は見込めませんが、上手に韓方ハーブを活用するのもいいでしょう。ここでは頭痛に有効な薬材を六つ紹介します。

❶**菊**……頭痛治療に効果があります。一輪または五～六グラムを一回分として煎《せん》じて、一日二～三回ずつ、四～五日服用します。菊を酒に漬けたものを定期的に服用するのも効果があります。

❷**牡丹**《ぼたん》……菊と同様に、牡丹も頭痛治療によいとされています。花や根の皮五～六グラムを一回分として煎じたり、錠剤または粉末にして一日二～三回ずつ、一週間程度服用すると効果があります。

❸**薄荷**《はっか》……アメなどによく使われる薄荷は、薄荷の花一輪または八～一〇グラムを一回分として煎じたり、錠剤または粉末にして一日二～三回ずつ、一週間以上服用します。

❹**桑の木**……カイコのエサとして知られる桑は、小枝または根六～八グラムを一回分として煎じたり、錠剤または粉末にして一日二～三回ずつ、一週間程度服用します。酒に漬けて服用するのもいいでしょう。

❺**当帰《とうき》**……当帰（セリ科のトウキの根茎《こんけい》）は頭痛処方薬としてよく使われる薬材です。乾燥した当帰六〜八グラムを水の中に入れ、水が半分になるまで中火で煮詰めたあと、すぐに飲みます。また、当帰に天麻《てんま》を添加した処方薬も、服用すると驚くべき効能があります。

ちなみに天麻は、ラン科のオニノヤガラの根茎で、韓方では鎮静・鎮痙《ちんけい》薬として用いられます。

❻**決明子《けつめいし》**……治りにくい慢性頭痛には、枕の中に決明子（エビスグサの種子）を入れるといいでしょう。また、決明子をすり下ろして、こめかみにある「太陽《たいよう》」と呼ばれるツボに、その汁を塗ると、痛みを鎮《しず》められます。決明子は薬材の性質がとても冷たいため、少し炒《いた》めて冷気をなくすほうがいいでしょう。

「女性脳」をサポートする子宮

脳についても、男性と女性では働き方に違いがあります。たとえば男性に比べると、女性はボキャブラリーが豊富であったり、同時にいろいろなことをやってのけたりすることは、多くの人が知っている事実でしょう。

概して女性は、さまざまな仕事を同時進行で処理する能力に長《た》けています。たとえば、料理をしながらテレビを見たり、電話をしたりすることは、けっして珍しいことではないでしょう。

こうした「ながら」の行動をしていても、ドラマや電話の内容を把握していますし、料理をつくることも困難だとは感じません。女性にとっては、ごく当たり前の行為なのです。

一方、男性の場合、女性とは大きく異なる様相《ようそう》を呈《てい》します。たとえばテレビを見ているときに話しかけると、その場では返事をするものの、あとから確認をすると、会話の内容をまったく把握していないといったケースがよくあります。そんな行き違いがもとで、夫婦ゲンカに発展してしまったという話も少なくありません。

一度に複数のことを並行してこなす能力を「マルチタスク」などと言いますが、男性に比べて女性の脳は、マルチタスクが得意だと考えられています。

では、こうした男女の違いはどこから来るのでしょうか。その答えは、やはり子宮にあります。子宮が脳に及ぼす影響によってこそ、男女の大きな違いが生み出されるのです。

というのも、元来、女性ホルモンには、脳の前頭葉《ぜんとうよう》と側頭葉《そくとうよう》を活性化させて、集中力、記憶力、言語能力を維持できるようにサポートする役割があります。

先述のとおり、一般的に、女性が男性より語彙《ごい》が豊富だったり、さまざまなことを同時に処理できる能力に長けているのも、こうした女性ホルモンの働きのおかげです。

ところが、そんな女性でも、四〇代を迎えた頃から徐々に忘れっぽくなってきます。

そして更年期を迎えると、子宮の機能が低下しはじめて、女性ホルモンの分泌量もガクンと下がります。忘れっぽくなる原因は、この女性ホルモンの低下によるものです。

また、更年期に限らず、子宮疾患によって女性ホルモンのバランスが崩れてくると、厄介《やっかい》な問題が起きてしまいます。

いわば脳を守っていた優秀な番人が、いつの間にか仕事をしなくなるようなもの。その結果、脳の機能も低下してしまうのです。

アメリカのメイヨー・クリニックの研究チームは、閉経前の卵巣疾患により卵巣摘出《てきしゅつ》手術を受けた女性と、卵巣摘出手術を受けていない女性、約一五〇〇名を対象に、記憶力の減退について調査を行いました。

女性ホルモンは卵巣で分泌されるため、卵巣摘出手術を受けると分泌が止まってしまうのですが、調査の結果、卵巣を摘出した女性は、摘出していない女性よりも記憶力の衰えがひどく、認知症や認知障害が現れる可能性が一・五倍ほど高まることがわかりました。

この調査は、子宮と脳の機能が密接に関係していることを示しています。

子宮と認知症の関係

読者の中には、卵巣を摘出するという状況は、非常に特殊なケースだと考える人がいるかもしれません。事実、大多数の女性がそうした考えのもと、子宮のケアを怠っているように思います。

ちなみに、卵巣の摘出手術を受けることになる原因は、卵巣にコブのようなものができて、それを除去することが難しい場合です。

――悪性のものは、いわゆるがんです。

また、良性のコブであっても放置していると、ときには悪性に変わる可能性があるため、やはり用心が必要です。

たとえば、アメリカの女優、アンジェリーナ・ジョリーも、がんの予防措置として、乳房切除から二年後の二〇一五年に、卵巣と卵管《らんかん》の摘出手術を受けました。こうした子宮にまつわるトラブルは、女性であれば誰にでも訪れる可能性のある問題で、特別なことではありません。

実際、子宮や卵巣のコブで治療を受ける患者数は、近年、急激に増加しています。現代人のライフスタイルが、子宮の健康状態を悪化させていることも大きな要因でしょう。

子宮に限った話ではありませんが、異常を放っておくと症状が悪化するので、早期のうちに適切な治療を受けるのが賢明な判断です。

冷帯下症、生理不順、生理過多、生理痛、膣炎《ちつえん》などは、多くの人が一度は経験するような症状ですが、子宮にトラブルが起こると、その症状はさらにひどくなります。

繰り返しますが、問題は、これらの症状に気がついても、病院にはなかなか行こうとしない人があまりに多いこと。恥ずかしさと煩《わずら》わしさを理由に、市販の鎮痛剤や消炎剤を服用して、自力で何とかしようとする人がほとんどです。

実際、二〇一四年、韓国の産婦人科の利用実態について調査を行った結果、子宮内の異常を訴える女性のうち、病院を受診した女性は六割程度にとどまりました。子宮および生殖器官に関連したトラブルについては、そのままガマンしたり、民間療法に頼る女性がいまだに多いのが実情なのです。

また、子宮のケアが重要である理由は、トラブルが子宮だけにとどまらないからです。たとえば、前述した脳とのつながりに関する研究結果も示唆的です。子宮疾患を持つ女性が急増していることと、六〇代前に認知症にかかる患者が増えていること、この二つの事実に、相関関係があるようなのです。

もちろん、認知症になる原因のすべてが、子宮の健康状態の悪化によって説明がつくわけではないでしょう。しかし、子宮に問題があると、脳の機能が低下するケースがあるのは事実です。

女性の健康のカギは、子宮にあるという事実を、けっして忘れてはいけません。次章では、子宮の機能を低下させ、ひいては女性の健康を損ねる元凶にもなる、冷えについて詳しく説明していきましょう。

第三章　子宮を「冷え」から守る技術

生理は「小さな出産」である

多くの女性にとって冷えは天敵です。冷え性とは、寒さを感じる温度ではないのに、手足や腰など、体の特定部位にだけ冷気を感じる症状を言います。

人によっては、真夏でも分厚い布団や靴下を必要としたり、明け方には手足が冷えて寒気を感じ、目が覚めてしまったりすることさえあります。とくに深刻なケースだと、その部位だけ末梢血行障害になり、凍傷にかかったりするほどです。

ただ、全身の体温が下がるわけではないため、初期のうちは放置する場合がほとんどです。しかし、冷え性は体内の血液循環がうまくいかないために起こるので、時間が経つにつれて症状は深刻化します。冷気を感じる程度は徐々に強くなり、その範囲も広がるのです。

人間の平熱は三六・五度程度ですが、実際には個人差があるので、一概に「三七度あったら発熱だ」などと断言はできません。逆に、人間は自分の平熱から、わずか〇・五度下がっただけでも、寒気を感じます。

たとえば、寒いと自然に体がブルブルと震えますが、これは熱を発生させて体温を上げようとする作用が働くからです。もし、体温が下がったままで、体が何も反応しなければ、さまざまな症状に襲われてしまいます。

体の冷えをあなどってはいけません。臓器の働きも鈍くなり、消化不良や排泄障害などが起こったり、免疫《めんえき》機能に不具合が起こり、アレルギー反応が出たりするケースもあるのです。また、新陳代謝も悪くなり、基礎代謝も落ち、各種炎症を招いたり、長期的には、がんになりやすい体質になったりします。

裏を返せば、人間にとって体温の維持は、それだけ重要なことなのです。なかでも、子宮は冷気の影響を大きく受ける器官。子宮は血管と筋肉が密集する代表的な器官ですが、冷たい気運にさらされると、血管と筋肉が大きく収縮してしまいます。

その結果、血液の循環が悪化して、筋肉の過度な収縮により生理痛などの症状もひどくなります。また、炎症細胞の働きやがん細胞に対抗する免疫力も低下するため、膣炎をはじめとする炎症、子宮や卵巣のコブ、子宮内膜症など、さまざまな疾患を招きやすくなったり、悪化させたりするのです。

では、韓方の観点から、子宮が冷えやすい理由を考えてみましょう。

これは生理と深く関連しています。生理とは、言うなれば「小さな出産」です。「はじめに」で触れましたが、出産のときには、膨大な量の陽気が流れ出てしまいます。その陽気をきちんと補充しなければ、産後の代表的な症状である「産後風《サヌプン》」に悩まされる場合があるのです。

日本女性を悩ます「産後風」とは

では、そもそも「産後風」とは、どういうものなのでしょうか。聞き慣れない言葉だと思いますが、韓方の世界ではよく知られた概念で、産後ケアを怠ることで現れる体調不良のことを言い表しています。

産後は、出産の痛みや出血などで体の気血が著しく衰えていますが、時間の経過とともに徐々に回復します。この回復するまでの期間が産褥《さんじょく》期にあたります。一般的に、産後六週間程度が産褥期に該当しますが、この時期にケアを徹底しない場合、産後風が起こりやすくなるのです。

産後風は「産後に風を浴びる」という意味合いがありますが、実際には冷風だけでなく、冷水に手をつけたり、冷水で体を洗ったりするなど、冷気にさらされるすべての行動が原因になります。

というのも、先に述べたとおり、分娩《ぶんべん》後は子宮の気運と機能が低下している状態なので、この時期に冷たい気運が体内に入ると、最も弱っている子宮へと冷気が染み込んでしまいます。そして、この冷気が病的な症状を引き起こすのです。

「小さな出産」である生理も、似たような状態を招きます。実際の出産ほどではないものの、生理のたびに血と一緒に陽気が外に流れ出てしまうからです。生理後に、しっかり陽気を補充しなければ、子宮内の陰気が増えて、冷え性を悪化させてしまいます。

体質が陽性の人の場合、このような問題はあまり起こりません。もともと陽気が多いので、出産によって陽気を放出したところで、とくに不具合は起きないのです。

実際、陽性体質が多い欧米の女性たちは、出産後にシャワーを浴びて、すぐ自宅へ帰るそうです。陽気を取り戻すための「産後ケア」はあまり必要ではなく、日常生活にも支障をきたさず、後遺症《こういしょう》もほとんど残りません。

一方、韓国や日本の女性はほとんどが陰性体質。韓国と日本の女性がとくに冷え性に悩まされるのも、こうした生まれつきの体質によるものです。

要するに、普段から陽気が不足しているので、それが少しなくなるだけでもダメージを受けやすいのです。毎月の生理によって繰り返す陽気不足を、きちんと回復させるためには、子宮を温めて陽気を補充する努力が必要になります。

また、多くの女性が妊娠を目前にして子宮のケアをはじめますが、出産以降は再び子宮のケアを怠ってしまいがちです。

しかし、肌トラブル、関節炎、うつ病など、心身に起こる数々の問題が、子宮によって左右されていることを看過《かんか》してはいけません。

肌の露出が下半身太りの原因!?

そのほかにも、子宮が冷える原因は、日常生活にたくさん潜んでいます。

一時的には、外部の冷気により体温が下がる場合があります。その後、暖かい場所に入っても、すぐに体温が上がるわけではないため、寒気をしばらく感じます。

このような状態を韓方では「冷気が染みわたる」といいますが、それが長く続けば続くほど、冷気に弱い陰性体質の人は、風邪を引いたり、健康状態が悪化したりします。

したがって、体に冷気が染みわたった場合には、短時間に素早く体温を上げて、冷気を追い出すことが肝心です。寒い冬などは、外出先から戻ったら、すぐに暖房の前で体を温めましょう。また、温かいお湯に浸かる習慣もおすすめ。こうしたちょっとしたケアが、子宮を冷やさないための生活の知恵なのです。

もっとも、陰性体質の人が多い韓国や日本の伝統的な生活様式を振り返ってみると、湯船に浸かる入浴法や床暖房など、体内の冷気を追い出すための習慣が根づいていました。

しかしながら、生活習慣が欧米化された今、このような生活様式が失われつつあるのが現状です。シャワーだけで入浴を済ませる人が増えているのも、その典型と言えるでしょう。

たしかに、シャワーで済ませるほうが手っ取り早くて時間もかかりませんが、温かいお湯に浸かった場合に比べると、体温を上げることはできません。

また、下半身をグルグル巻きにして覆った韓国の伝統衣服も、今ではほとんど着用することはありません。今日では、スラリと伸びた脚線美が女性らしさの象徴であり、美しさなのだと考える人が多く、下半身を露出させるミニスカートやショートパンツなどが流行《はや》っています。真冬でも薄いストッキングを穿《は》いて、短い丈《たけ》の衣服を身に着ける若い女性の姿を、街なかでも頻繁に見かけます。

こうしたファッションは下半身に冷気が伝わりやすく、冷気が染み込み血液循環が滞ってしまいます。そうすると、老廃物の排出がうまくいかなくなり、脚がむくみやすくなるのです。

ちなみに、下半身の冷えに苦しむ人を観察してみると、下半身太りの人が多いという特徴があります。皮肉なことに、脚線美をアピールするためのファッションをしていると、彼女たちの本来の美しさが台なしになる結果を招きかねないのです。

また、スキニーパンツのように体を締めつける服装もよくありません。なぜなら、子宮や卵巣につながる血管が、太ももやふくらはぎを通っているので、下半身の血液循環に障害を引き起こし、子宮と卵巣の機能も低下してしまうからです。

こうしたファッションと子宮とのつながりに鑑《かんが》みると、体を締めつける窮屈な服装は避けたり、下半身を冷やさないようにしたり、気をつけることが大切です。たとえば、短いスカートやショートパンツを穿く場合でも、インナーのほか、ストッキングやタイツなどをうまく活用して、下腹部をできるだけ温める工夫をしましょう。

小麦粉を摂りすぎるとどうなる

そのほか、過食や冷たいものを頻繁に食べることも、冷えを呼び込む原因の一つ。

たとえば、食事をはじめると、体は胃腸の活動にパワーを注ぐため、気運が胃腸に集中します。このとき、子宮に流れていた気血もまた、胃腸へと向かうのです。

とすると、過食によって胃腸の活動が長く続くと、子宮にはどんな影響を与えるのでしょうか。その分だけ、子宮の活動が妨げられてしまうのです。

走行中の車のエンジンは熱くなる一方、駐車中の車のエンジンは冷えたまま。それと同様に、子宮も活性化されていないと、どんどん冷え込んでいきます。

過食が一度や二度で終われば、これといった大きな問題は起こりませんが、頻繁に繰り返されると、次第に子宮の機能が低下してしまうのです。

また、子宮は頻繁に食べるものの性質にも影響を受けます。食べ物はそれぞれ陰陽の性質を持っていて、既述のとおり、自身の体質と相反する食べ物を摂ってこそ、私たちの健康は保たれるのです。

つまり、陰性体質の人はしっかり陽性食物を食べること。陰性食物を頻繁に食べると、体内の陰気が極端に増えて、それが子宮にもたまってトラブルを引き起こしてしまいます。

この子宮に陰気を増やす食材として、最も代表的なのが小麦粉です。陰気が多く性質が冷たいため、陰性体質の人が頻繁に食べていると、新陳代謝が低下して、老廃物を排出しづらくなります。その結果、下半身のむくみがひどくなったり、体が冷えたりして、各臓器の機能も低下してしまうのです。

単純に、摂取カロリーや脂肪の摂取量の問題だけで、太ったりむくんだりするわけではありません。

厄介《やっかい》なのは、女性が好んで食べるメニューには、小麦粉が主原料の食べ物が非常に多いこと。また、手軽で便利だという理由から、朝食をパンで済ませる人も多いでしょう。食習慣の欧米化の流れもあり、こうした傾向はさらに強まっています。

けれども、陰性の強い食べ物を摂っていると、当初は下腹だけが冷えていたのに、次第に腰や太ももまで冷えてしまうことも珍しくありません。

たとえば、衣類や暖房など、さまざまな方法で体を温めてもなお、体の冷えが改善しない、あるいは冷えに伴う不調が治まらない場合は、食生活を見直すのが賢明でしょう。

具体的には小麦粉をはじめ、陰性の強い食べ物を数日間にわたって断ち、コンディションに変化があるかどうかを確かめる——こうした食事によって、下半身のむくみが軽減されたり、消化がよくなったりするようであれば、陰性食物は体に合わないと判断できます。小麦粉を減らすなど、少しずつでもかまわないので、陰性食物は控えめにして、陽性食物を積極的に摂りましょう。

下腹部の脂肪の功罪

また、日頃から運動不足の人は筋肉量が減少して、体が冷えやすいのは言うまでもありません。その一方、ダイエットのために食事を減らして運動に取り組んでいる人も要注意。たとえばジョギングやウォーキングといった有酸素運動を中心に行っていると、やはり筋肉不足で体が冷えやすくなってしまいます。

なぜ、筋肉不足だと体が冷えてしまうのでしょうか。それは、体内で熱を一番多く発散するのは筋肉だからです。運動時に発熱量が高いのはもちろんのこと、平常時でも筋肉が最も重要な「熱の生産工場」です。

ところで、女性の下腹部は、筋肉より脂肪がたまりやすいようにできています。たしかに、大事な子宮を守るためには脂肪に覆われているほうが安全なので、女性の体のプログラミングとしては理に適《かな》っていると言えるでしょう。しかしながら、脂肪は熱を放出しないため、その部位が冷えやすいという弊害《へいがい》もあるのです。

残念ながら、筋肉を増やすことに関心の高い女性はそう多くないでしょう。とはいえ、運動を取り入れない無理なダイエットは、筋肉量をグンと低下させてしまいます。そうすると、減量しては体重が戻り、また減量をするといった、いわゆるヨーヨー現象と呼ばれるリバウンドを繰り返しやすくなります。

こうしたリバウンドを重ねると、落ちた筋肉の代わりに脂肪がついてしまい、体脂肪率は上がる一方で、体を温めてくれる筋肉は減少します。つまり、より一層、体が冷えてしまうのです。

おすすめの筋トレ方法は、第四章で紹介していますので、ぜひ実践してみてください。

弱点は局所的な冷えとして現れる

ところで、人にはそれぞれ体質的に弱い部位があります。同じ風邪にかかっても、のどから症状が現れる人もいれば、鼻から症状がはじまる人もいます。また、極端なストレスを受けた場合、胃が痛くなる人もいれば、頭痛に悩まされる人もいます。

このように心身の調子がよくないときに、真っ先に痛みが出たり、弱ったりする部位は、人によって異なりますが、そこに本人の体質的な弱点があると考えられます。

韓国には「底の抜けた瓶《かめ》に水を注ぐ」ということわざがあります。底の抜けた瓶にいくら水を注いでも、瓶が水でいっぱいになるわけがないことから、いくら力を注いでも何の意味もないことを表しています。

自分の体質的に弱い部分を知らぬままに健康になろうとする発想も、「底の抜けた瓶に水を注ぐ」のと同じこと。残念ながら、自身の体質的弱点を知ったうえで健康管理をしている人はほとんどいません。

というのも、幼い頃から特定の部位がしばしば痛むことに慣れていると、「そのうち治まるだろう」と、あまり気に留めなくなる傾向があるからです。けれども、「よくあることだから大丈夫」「時間が経てば、また治るはず」といった考えで、そのまま不調を放置し続けると、ひっそりと症状が深刻化します。

韓方では、体に不具合を生じたり、体が冷えたりする原因は、もともと体質的に弱い部位を通じて、外部の冷気が体内に侵入するからだという考え方があります。

そして、ある器官が悪化すると、周辺の臓器にも悪影響を及ぼす——つまり、一つの不調が二つ、三つ……と増加したり、体全体が冷え込んだりするのです。

たとえば、何となく胃もたれを自覚していたら、しばらくして下痢や便秘が頻繁に起こるようになる。生理痛がややひどい程度だったのに、いつのまにか生理不順になり、肌が荒れるようになる。そんな話はしばしば耳にします。

瓶の底の抜けた部分を探してふさがないかぎり、水をどれだけ注いでも無駄《むだ》なように、体質的な弱点を把握して適切なケアをできなければ、いくら一生懸命に運動をしたり、十分な休息をとっても、体の状態は簡単に改善されないでしょう。

体の内部で生み出される毒素とは

さて、近年では毒素という言葉をよく耳にするようになり、デトックス療法が人気を集めています。そして、「私たちはさまざまな化学物質にさらされていて、これらが体内に蓄積されると万病の元になる」という認識も次第に広がってきました。

しかし、毒素は外部から入ってくるだけではありません。韓方の世界では、健康と毒素の関連性について、長く研究されてきましたが、なかでも、体の内部で生み出される毒素について重要視しています。

体内毒素がつくられる原因は、体質的に弱い部位と関連があります。

まず、冷気などにより特定器官の機能が低下すると、本来であれば循環して排出されなくてはいけないものが、そこにたまってしまいます。

そして、老廃物がたまったまま時間が経過するうちに、それらが毒素に変容するのです。その結果、弱った器官の機能がさらに低下。そのうち、血液や体液などの循環も滞りがちになり、体の隅々まで栄養分が供給されなくなると、慢性疲労、冷え性、皮膚疾患など、さらにさまざまな不調を引き起こします。

さて体内毒素は、そのたまる原因によって三つに分類されます。血液循環の障害によってたまる瘀血《おけつ》毒素、おもに臓器の弱化《じゃっか》によってたまる痰飲《たんいん》毒素、体液循環の障害や体内の水分調節の障害によってたまる水毒《すいどく》の三つです。

不健康な人は、この三つの毒素のうち、必ずいずれかの毒素がたまっています。一般的には、体質的に弱い部位から先に毒素がたまり、その部位が毒素で一杯になると、その周辺部位にまで影響が及ぶのです。

本書では、瘀血、痰飲、水毒の三つの毒素がどのくらいたまっているかを診断できるチェック項目を紹介し、各毒素によって起こる症状をピックアップしているので、あてはまる数によって、どの毒素がたまっているのかを知ることができます。

調べてみると、一種類の毒素が多い人もいれば、三つすべての毒素が多い人もいるでしょう。後者の場合、体質的に弱い部位だけでなく、周辺部位まで毒素によって侵されていると推測できます。健康状態がより深刻なので、できるだけ早めに病院で診てもらうことをおすすめします。

また、チェック項目に目を通してみても、自分の体がどんな反応を示しているのか、思い出せないこともあるでしょう。そんなときは、すぐに結論を出そうとせずに、一週間程度、体の状態をゆっくりと見つめ直してみてください。

とくに近年は、自らの痛みに鈍感な人が増えています。やけに眠気を感じたり、疲れやすかったり、胃がもたれたり、便秘になったりしても、あまり深刻に考えない人が多いようです。

一週間程度でかまわないので、食べたもの、食後の体の状態、気分の変化、全体的な体調などを細かくチェックしてみると、体に対する理解が深まります。自分はどの器官が弱くて冷えやすいのかを把握しておくと、的確かつ効率的に健康管理ができるようになります。

各毒素のチェック項目をよく読み、「まったくあてはまらない＝0」「少しあてはまる＝1」「あてはまる＝2」として、カウントしてください。チェックを終えたら、診断結果をしっかり確認してみましょう。

血液毒素・瘀血がたまる理由

子宮は「第二の心臓」と呼ばれるほど、生命活動を司る大事な場所。どうして子宮が第二の心臓とたとえられるのかと言えば、子宮の機能が下半身の血液循環に大きな影響を及ぼすからです。

たとえば、子宮の機能が低下すると血液循環に障害が起こり、その結果、血液に毒素がたまってしまいます。この毒素が、これまで何度も述べてきた血液毒素＝瘀血です。

瘀血は、正常な血液が体内で循環するのを阻害して、状況をどんどん悪化させます。というのも、血液が全身の隅々まで行き届かなければ、酸素や栄養分を十分に供給できなくなるからです。

そうすると、細胞は非常事態だと判断して、エネルギーの消耗を最小限にとどめようとするので、その分だけ、全身の発熱量も少なくなってしまいます。

発熱量が減ると体がどんどん冷えてしまい、子宮は冷気によって打撃を受け、機能がさらに低下する——そんな悪循環を招くのです。

そして、体に冷気が染み込んで、その気運を外に押し出すための熱が足りないと、風邪を引いたり、各種炎症を引き起こしたりします。これが、いわゆる免疫力が低下している状態です。

顔にニキビやシミなどの肌トラブルが起こりやすい〈0／1／2〉
肌のトーンが暗く、唇は薄紫色を帯びている〈0／1／2〉
眼球の白目にアザのような斑点ができる〈0／1／2〉
胸にしこりができやすい〈0／1／2〉
胸が苦しく、激しい息切れが頻繁に起こる〈0／1／2〉
肩こりがひどく、よくこり固まってしまう〈0／1／2〉
生理痛がひどい〈0／1／2〉
経血がとくに黒く、嫌な臭《にお》いがする〈0／1／2〉
経血量の変化が激しく、生理不順がある〈0／1／2〉
白または黄色い冷帯下がある〈0／1／2〉
下腹が冷たく、ズッシリ重い〈0／1／2〉
鼻血などの出血がよくある〈0／1／2〉
夜に体の局所が腫《は》れたり、刺すような痛みを感じる〈0／1／2〉
手足がよくしびれる〈0／1／2〉
舌のところどころに赤黒い斑点がある〈0／1／2〉

〈診断結果〉

・0～10：とくに問題のない血液

粘度が低く、きれいな血液が円滑に循環しています。ただし、三五歳あたりを境に子宮の機能は低下しはじめるため、きちんとしたケアを心がけましょう。下腹と下半身を温めることに注意を払い、子宮にいい食品を積極的に摂取すれば、婦人科系疾患やポッコリお腹の予防になります。

・11～20：血管が詰まり気味で血液循環が滞《とどこお》りがち

現在、下腹がポッコリ出ていませんか？　瘀血が増えると、真っ先に脂肪がたまりやすいのが腹部です。そして、子宮の機能が低下すればするほど、より太りやすくなります。

年齢を重ねるごとに、下腹とお尻に脂肪がつきやすくなるのも、子宮の働きが鈍ってきた結果です。

血液毒素である瘀血を除去して、子宮の機能を正常にする努力をしなければ、どんどんお腹がポッコリ突き出てくるでしょう。また、生理痛がひどくなったり、生理不順を招いたりする可能性もあります。

・21～30：血液循環が悪く体に冷え

普段から体が冷たく、生理痛や生理不順が深刻でしょう。そんな人にとっては、瘀血の除去がとても大切。瘀血除去に効果のある代表的な薬材は当帰（六六ページ）です。当帰は瘀血を除去する効果にすぐれていて、古くから婦人科系疾患によく使われてきました。

毒性がなく性質が強すぎないのもよいところで、普段の飲食に無理なく活用できます。当帰をゆでた水で、ご飯を炊いたり、お茶にして飲んだり、あるいは粉や錠剤にして服用することもあります。

また、瘀血を解消してくれる食材と同時に摂取して欲しい食材があります。それは、新しい血液をつくるための材料。なぜなら、瘀血が多い人は正常な血液が不足しているケースが多いからです。

要するに、瘀血を解消して血管をメンテナンスしながら、さらに、美しい新鮮な血液を十分につくる。血液をつくる働きを造血機能と言いますが、きれいな血液がしっかり循環するためには、瘀血除去のための食材と造血機能にすぐれた食材、この両方をしっかり摂ること。これらが車の両輪となって、効果的に血液の質を高められるのです。

具体的には、血液づくりに役立つワカメなどの海藻類《かいそう》をたくさん食べるといいでしょう。

臓器の機能が低下してたまる痰飲

食べ物から得た栄養をエネルギーに変える機能が弱まると、体内の活動量が減り、体が冷えやすくなります。また、老廃物を押し出す力も弱くなり、長い時間にわたって体内にとどまり続けることになるので、体内で腐敗が進行してしまうのです。

こうしてたまるのが、痰飲と呼ばれる毒素。ちなみに、痰飲のうち、粘り気のあるタイプが「痰」、サラサラしたタイプが「飲」と区別されます。

韓方の見立てでは、痰飲がたまるのは、臓器の機能が低下して、体内の水分（津液《しんえき》）の流れや代謝がうまくいかずに停滞しているからだと考えます。津液とは、血液を除く体内のあらゆる水分のことを言い表しています。

ちなみに、津液のうち、「津」が澄んでサラサラしたタイプ、「液」が濁《にご》って粘り気があるタイプという区別がされています。

体内の代謝が悪かったり、食べたものが正常に消化されなかったりすると、便秘や下痢が頻繁に起こるようになります。

また、胃腸が冷えて働きが悪化すると、その過程でできた毒素と老廃物は、さまざまな肌トラブルを引き起こすほか、体の活性化を妨げ、体をさらに冷やす原因になります。

そのほか、基礎代謝が落ちて、新陳代謝も下がります。とくに食べすぎているわけではないのに、太りやすいタイプの人やむくみやすい人は、痰飲が影響している可能性があります。

痰飲チェック

理由もなく一〜二ヵ月の間に急激に太った〈0／1／2〉
食事を抜いても体重の変化がない〈0／1／2〉
お腹があまり空かない〈0／1／2〉
食べ物を、あまり噛《か》まずにすぐ飲み込む〈0／1／2〉
顔色が全体的にくすんでいて、黄色みを帯びている〈0／1／2〉
目の下が黒く膨れ上がっている〈0／1／2〉
舌が黄色く全体的に腫れている〈0／1／2〉
風邪を引いていないのに痰がよくからむ〈0／1／2〉
胃がつねにもたれている〈0／1／2〉
横になった体勢で、卵の大きさ程度のかたまりが、腹部で動いているのを感じる〈0／1／2〉
腕と脚が全体的に冷えて、しびれがある〈0／1／2〉
背中の真ん中が冷える〈0／1／2〉
皮膚の下にしこりがよくできる〈0／1／2〉

つねに体が重い〈0／1／2〉
少し歩いただけでも息が上がる〈0／1／2〉

〈診断結果〉
・0〜10：毒素が少ない美しい胃腸
老廃物をスムーズに排出できているので、とくに問題はありません。消化や排出にすぐれた体質です。

飲食の際は、よく噛んでゆっくり食べる習慣を心がけて、腹式呼吸（詳しくは第四章の呼吸関連の一五一ページ〜を参照）を実践し、現在の健康な状態を維持しましょう。
・11〜20：痰飲が増え気味なので要注意
老廃物を排出する力がやや低下しています。

消化不良や便秘になりやすい食べ物をよく食べる、あるいは姿勢が歪《ゆが》んでいるといった理由で、腸が押しつぶされている可能性があります。正しい食習慣と姿勢を心がけましょう。

とくに、消化にいい食品や後述の韓方茶を摂取するのがおすすめです。
・21〜30：痰飲が慢性的に蓄積
老廃物がたまり、痰飲が深刻なレベルまで増えています。深刻な消化不良や便秘に悩まされていて、薬を服用しても十分な効果が得られないはずです。

対策としては、消化に悪い食べ物は避けて、生水を飲むのは控えましょう。むくみに効く後述の韓方茶を飲んで、腹式呼吸（詳しくは第四章の呼吸関連の一五一ページ～を参照）を続けると、弱っている臓器が回復します。

なお、カウントして27以上あれば、病院で診察を受けることをおすすめします。

痰飲の解消に役立つ韓方ハーブ

痰飲を体外に排出するには韓方ハーブが役立ちます。

まず、デトックス効果のほか、冷えの改善やダイエットにも役立つのがフェンネルです。フェンネルは、葉と種の香りが強い、おもにヨーロッパで使われてきた香辛料です。一方、韓方ではフェンネルの種をウイキョウと呼び、古くから韓方ハーブとして用いてきました。ほとんどの香辛料がそうであるように、ウイキョウもまた、温かい性質を持っています。

このウイキョウは気運の循環を促進してくれます。とくに、下腹部の冷えを解消する効果があるので、生理痛の緩和に役立つほか、胃腸の機能が高まり、消化もよくなります。

ちなみに北米では、フェンネルはダイエット食品として脚光を浴びています。というのも、体が温まると、カロリーの消費が増えたり、胃腸の働きがよくなったり、便秘が改善されたりするからです。

また韓国でも、有名女優のコ・ソヨンが、産後ダイエットとしてフェンネル茶を飲んでいたことを明らかにして、大きな話題を集めました。老廃物をきちんと排出すれば、健康増進にもつながるので、賢明なダイエット法と言えるでしょう。

フェンネルを摂取する方法としては、お茶として飲むのが一番簡単。麦茶を沸かして飲むのと同じ要領です。

つくり方は、水二～三リットルに小さじ一杯分のフェンネルを入れて、強火で沸かします。沸騰《ふっとう》してきたら弱火にして、二〇～三〇分ほど煮詰めれば完成。一日三～四杯を目安に飲みましょう。

そして、もう一つおすすめしたいのはホオノキ茶です。

日本では、ホオノキの葉は朴葉《ほおば》寿司や朴葉焼きなど、郷土料理で使われますが、韓方では、ホオノキの樹皮を乾燥させて、消化剤として用います。

ホオノキの樹皮はフェンネルと似た性質と効能があり、胃を温めて消化を助けてくれます。胃のもたれや張りの解消にも役立ちます。

とくに腹部を温める働きにすぐれているので、下腹部が冷える人や下痢気味の人にはおすすめです。また、体の冷えにより腸が動きにくくなっている便秘がちな人にも有効です。

ところで、冷えからくる便秘を冷性便秘と呼びますが、これは一般的な便秘とは少し異なります。冷性便秘の場合、長い間トイレに行けなくても便意を感じず、ウサギのフンのような硬い便ではなく、太くて硬い便が出るといった特徴があります。また、一度に多くの便が出て、最終的には下痢になることもしばしばです。

こうした症状があてはまる人は、ホオノキの樹皮と一緒に生姜《しょうが》を沸かして飲むと、より効果的です。

もっとも、薬材で腸をいたわることも重要ですが、腸に負担がかかる食べ物を頻繁に摂ると、せっかくの韓方ハーブの効果が台なしになってしまいます。ですから、食べると胸焼けをしたり、便秘や下痢を起こしたりする食べ物は、極力避けるようにしましょう。

水分代謝の悪化でたまる水毒とは

「できるだけお水をたくさん飲んでください」――風邪を引くなど体調を崩すと、医師から、そんなアドバイスをされます。

そもそも、健康維持のために水分は必要不可欠。体中の細胞にしっかり栄養素を運んだり、各細胞が正常な機能を果たしたりするためには、体内の水分を不足させてはいけません。また、体の細胞を維持したり、増殖させたりするためにも、水分が使われます。もちろん一定以上の量を飲めば、不要な水分はすべて外に排出されます。このときに老廃物も一緒に排出されるので、医師は水分摂取をすすめるのです。

問題は、このような水分代謝のバランスが崩れているケース。体内の水分が十分に排出されなければ、私たちの体はどうなってしまうのでしょうか。

不必要な水分が体に長い間とどまると、水毒と呼ばれる毒素に変容します。そして、水毒がたまればたまるほど、体がむくみやすく冷えやすいといった体質になり、疲労も蓄積しやすくなります。

こうした体質の人が、むやみやたらに水をガブガブ飲んでしまうと、むくみや冷え、そして疲労もひどくなるのです。

水毒チェック

一日に一〜二キロ上下するなど、体重の変化が激しい〈0／1／2〉
上半身に比べて下半身が太っている〈0／1／2〉
ブヨブヨした肉質である〈0／1／2〉
皮膚を押して、へこんだ場所がなかなかもとに戻らない〈0／1／2〉

全体的に肌が冷たい〈0／1／2〉
ふくらはぎや太ももに、青または赤い血管が浮き上がって見える〈0／1／2〉
足の裏が疲れて痛い〈0／1／2〉
水を飲んだだけでむくんでしまう〈0／1／2〉
尿が出にくい〈0／1／2〉
夜間になると頻尿《ひんにょう》になる〈0／1／2〉
呼吸が速くなりやすく、脈拍が弱い〈0／1／2〉
腰やヒザが冷えて痛い〈0／1／2〉
末端冷え性がひどい〈0／1／2〉
足首の内側のくるぶしを押すと痛みを強く感じる〈0／1／2〉
高血圧気味である〈0／1／2〉

〈診断結果〉

- 0～10：水分代謝が円滑

体内の水分代謝に異常はないでしょう。水分代謝が活発な体質で、まったくむくまない、あるいは、むくんだとしてもすぐにもとに戻るタイプ。そうでなければ、普段から食生活に気を使うなど、むくみ対策をしっかりしている人でしょう。

前者の場合、自分自身の水分代謝能力を過信するあまり、水分補給に無頓着な人なのかもしれません。しかしながら、体の負担はすぐに現れるのではなく、積もり積もってようやく表に出るもの。むくみやすい食べ物の摂りすぎは避けましょう。

・11～20：不必要な水分がたまり要注意
細胞が水分をため込んで、十分に排出されていない状態。最も気をつけて欲しいのは、水毒を引き起こす食べ物を把握して、これ以上、摂取しないようにすることです。ほとんどの場合、体質に合わない食べ物の摂りすぎが、水毒を増やす原因になっています。自分が陰性体質なのか、陽性体質なのかを確認して、体質に合わない食べ物は避けましょう。

・21～30：水分過多で全身が慢性的にむくんでいて危険
体がむくんでいる状態が長く続き、いわゆる水太りになっています。水毒が過剰にたまっているので疲れが抜けず、起床しても体がスッキリしないでしょう。一日も早くデトックスする必要があります。

水毒を招く食べ物をチェック

排出されるべき水分が排出されず、体がむくむことを「浮腫《ふしゅ》」と言います。

通常は、一時的にむくんだとしても、自然とむくみは引くので心配はいりません。問題なのは、むくみが続いたり、頻繁に起こったりするケースです。

とくに下半身太りの女性の場合、浮腫が見られるケースが多々あります。こうしたタイプの人は、青白い脚をしていたり、皮膚を押してもすぐに戻らなかったりする傾向が見られます。

では、このような浮腫は、どうして起きてしまうのでしょうか。

浮腫が起こるおもな原因の一つに食物アレルギーがあります。たとえば、ピーナッツや甲殻《こうかく》類などの食品に含まれる特定の成分にアレルギー反応を起こす人が、その成分を摂取すると、大量の水分を細胞が吸収し、体が大きく腫れ上がります。

厄介なことに、浮腫を引き起こす食べ物は、明確に自覚できるアレルギー食品ばかりではありません。強いアレルギー反応を見せる食品であれば、わざわざ食べるようなことはしないので、ある意味では予防しやすいというメリットもあります。

一方、わずかにむくんだり、疲労を感じたりする程度の微々たるアレルギー症状だと、気づかずに食べ続けてしまうのです。

しかしながら、たとえ微々たる症状でも、積み重なるうちに、体内に過剰な水分が蓄積さ

図表8　毎日書く食べ物ダイアリー（例）

2015／XX／XX

食事時間	食べたもの	その後の症状
朝	食パンにジャム／牛乳／リンゴ	下痢の症状あり
昼	テンジャンチゲ／焼き魚／ご飯	特別な兆候なし
夕	ゆで豚／ビール	下痢
アレルギーと思われる食品	辛いラーメン	昨晩ラーメンを食べたあと、寝つけない、今朝は下痢

図表9　自分だけのアレルギー食品リスト（例）

アレルギー食品	該当する症状
辛いラーメン	寝つきにくく、下痢のような症状がある
ビール	完全に下痢、気力がなく、顔がむくむ

れて、そのうち毒素に変わります。この毒素が消化機能を低下させ、新陳代謝まで低下させる原因になるのです。そして、細胞の膨張によるむくみがとれなくなり、それが贅肉《ぜいにく》のように見えてしまうのです。

浮腫の改善には、自身のアレルギー食品を確認することが重要です。そのほか、ナトリウム、カリウム、カルシウム、マグネシウムの摂取バランスの乱れや、各種食品添加物の摂りすぎもまた浮腫を招くので、避けましょう。

むくみや疲労以外にも、特定の食品を摂ると便が軟らかくなったり、水分をガブガブ飲みたくなったりしがちな食品を、一つ一つチェックするのが理想的です。

たとえば、理由もなく疲れたと感じる、寝

起きが悪いといった場合、その前に食べたメニューを確認してみましょう。そうすると、そのなかに若干《じゃっかん》のアレルギー反応を示す食品が混じっていることがあります。一～二週間程度のスパンで、よく食べる食品を一つずつやめて確かめてみるのもいいでしょう。小麦粉、コーヒー、牛乳など、さまざまな食品に、わずかなアレルギー反応を示す可能性があります。

おすすめしたいのは、朝、昼、夕の食事の内容と、食後に感じた心身のコンディションを書き込む「食べ物ダイアリー」をつけること。図表8・9を参考に、こまめに記録してみれば、わずかにアレルギー反応を示す食品が何であるのか、自分で特定できるでしょう。

女性特有の悩みのメカニズム

一〇代の少女から更年期《こうねんき》にいたるまで、多くの女性が訴える症状の一つに「冷帯下症《れいたいげしょう》」があります。「冷」とは「冷気」を意味していて、「帯下」は女性の生殖器から分泌される分《ぶん》泌物《ぴつぶつ》の通称名。つまり冷帯下症と呼ばれる症状は、体が冷えたときに現れる生殖器の分泌物の異常のことを言い表しています。

冷帯下症はとくに珍しい症状ではなく、ほとんどの女性が一生に一度以上は経験すると考えられています。とはいえ、恥ずかしいという理由で積極的な治療を行わなかったり、病気とは認識せずに、そのままやり過ごしてしまったりする場合がほとんどです。

このように放置しがちなのは、もともと、排卵前後に帯下が出るのは正常だからです。そのため、若干の帯下に対しては、「これといった心配をする必要はないだろう」と自己判断する人が多いのでしょう。

では、どのような帯下が出るようになると問題なのでしょうか。

正常に分泌される帯下は、透明で薄い乳白色を帯びています。生理周期によって、色や粘度は少しずつ変化しますが、排卵期には水のような薄い色の粘液《ねんえき》として流れ出るのが特徴です。

また、帯下は若干酸っぱい臭いがしますが、これは生殖器の内側に病原菌が侵入するのを防ぐために、強い酸性を帯びているからです。

一方、問題となるのは、排卵期以外のときに水のような薄い色の帯下が出たり、その色が黄緑色や褐色《かっしょく》であったり、不快な臭いがしたりするとき。あるいは、外陰部《がいいんぶ》にかゆみやほてりを感じる、性交渉や排尿時に痛みを感じるといった場合です。こうしたケースは、正常な帯下ではなく、冷帯下症に該当します。

冷帯下症は子宮に冷気がたまったときに起こります。ちょうど、鼻が冷気にさらされると鼻水が出たり、下腹が冷気にさらされると下痢をもよおすように、子宮と膣が冷えると冷帯下が流れるのだとイメージするとわかりやすいでしょう。

下腹部、ひいては子宮に冷気がたまると、骨盤内の血液循環がスムーズに行われなくなり、体内の中でもとくに血液の集まる子宮が、その役割を果たせなくなります。冷帯下が多くなるのも、こうした状況下です。

中には、冷帯下が流れ続けて、一日に何度も下着を替えなくてはならないケースもあります。また、当初は薄い色の粘液が流れ出る程度ですが、放っておくと、ほかにも気になる症状が出たりします。

子宮内の免疫力を高める方法

たとえば、冷帯下に臭いがあり、外陰部にかゆみが現れることがしばしばありますが、これは膣や子宮、あるいは膀胱に炎症があるサインだと考えられます。

なぜかと言えば、冷帯下が流れ続けると、生殖器の外側がつねに濡《ぬ》れている状態になるため、ウイルスや雑菌が繁殖しやすくなるからです。ちょうど浴室に湿気がたまったまま放置していると、カビが生えてしまうのと同じ理屈です。

数ある女性特有の炎症性疾患のなかでも、罹患《りかん》率の高い疾患が膣炎。言葉のとおり、膣に炎症が起こる病気です。膣炎になると、サラッとした冷帯下ではなく、膿《うみ》のような冷帯下が出るようになります。また、黄色で臭いが強く、白いカスのようなものがついていたり、生殖器に激しいかゆみを感じたりします。

繰り返しますが問題なのは、ほとんどの女性が、こうした変化に気づいても病院に行こうとしないこと。多くの場合、そのまま放置するか、あるいは臭いを消すために、女性専用の陰部用洗浄剤を使用したり、ボディソープをたくさん使ったりして、自己流で対処しようとするのです。

しかし、安易にこうした市販の洗剤を使うと、よい菌と悪い菌、そのどちらも殺してしまいます。そして、膣や子宮内が滅菌状態になると、悪い菌の繁殖を防ぐためのよい菌が不足するので、悪い菌が繁殖しやすくなるのです。

その頃には、子宮と膣内の免疫力は完全に低下して、一気にさまざまな菌が繁殖し、症状が深刻化するため、治療もはるかに難しくなるでしょう。したがって、そうなる前に早め早めに対処するのが鉄則です。

残念ながら、初期には冷帯下が流れ出る以外に大きな異常が現れず、どうしても適切な対処が遅れてしまいがちです。けれども、一度炎症を起こすと再発の可能性が高くなってしまいます。というのも、子宮内の細菌を抗生物質《こうせいぶっしつ》などで追い出しても、免疫力が低下した状態では、悪い細菌が増えやすくなるからです。

また、初期に手を打たないままでやり過ごすと、生臭《なまぐさ》い臭いがひどくなりがちです。そうすると、人に会うことをためらうなど、社会生活に支障をきたすケースも少なくありません。

冷帯下がまだ濁《にご》っておらず、量が多い程度であれば、第四章を参考にして、下腹部を温める生活習慣と子宮を温める食事を心がけるといいでしょう。

子宮が温まれば、子宮内の気血循環が活性化され、自然と症状も緩和されます。また、子宮内の免疫力も同時に高まるため、深刻な炎症を起こさずに済むのです。

もし、すでに膣炎にかかっていると考えられるのであれば、まずは病院で受診して、その原因を正確に把握する必要があります。というのも、膣炎を誘発する原因や菌の種類はさまざまだからです。自己診断で薬を使用するのはいけません。抗生物質の濫用《らんよう》はくれぐれも避けるようにしましょう。

また、病院で炎症の治療を受けたとしても、それだけで済ませてはいけません。病院に頼るだけでなく、下腹部を温めて子宮を冷えから守る生活を並行してこそ、子宮の気運が強くなるのです。そうすれば、弱った子宮が回復して、冷帯下症や膣炎なども再発しづらくなります。

そして、長期的な子宮ケアを継続すれば、発症前よりもっと健康で美しい自分を、いずれ実感できるでしょう。

女性の四分の三がかかる膣炎とは

ここで、そもそも膣炎にはどのような種類があるのか、簡単に説明しておきましょう。

まず、細菌性膣炎は、妊娠可能な年齢の女性がかかりやすい病気。生魚の臭いがする白い冷帯下が特徴ですが、およそ五〇パーセントは症状がなく、膣炎にかかったことに気づかない場合も多いのです。

細菌性膣炎の原因としては、頻繁な洗浄や性交渉が挙げられます。一見、洗浄するのは衛生的によいことのように思えますが、洗浄しすぎると、膣内部の環境がアルカリ化するのです。そうなると、よい菌である乳酸菌《にゅうさんきん》が減少する一方、悪い菌が大量に増殖して、膣炎にかかってしまうのです。

また、性交渉などによって、特定のウイルスの攻撃を受けて乳酸菌が減少し、細菌性膣炎が発症するケースもあります。

自己判断としては、乳白色なのが正常である帯下が、黄色や灰色に変化したら、あるいは生臭い臭いがしたら、細菌性膣炎を疑いましょう。ちなみに、病院では膣分泌物（帯下）を採取し検査して、細菌性膣炎が確認されたら、抗生物質を処方します。

残念ながら、子宮をサポートしてくれる乳酸菌は、一度失われると回復が難しく、細菌性腟炎を再発しやすくなります。ですから、何よりも予防が第一で、治療後も腟内環境を整えるケアが必要です。

そして、カンジダ腟炎も代表的な腟炎の一つ。およそ七五パーセントの女性が、一生に一度以上は経験すると言われています。ちなみに、妊娠時に四〇パーセント程度の人がかかるという説もあります。

カンジダ腟炎の原因は、妊娠、糖尿病、抗生物質の濫用《らんよう》、経口避妊薬の服用、免疫力の低下などが挙げられます。そうだとすれば、腟の衛生状態がよくても、完全に予防するのは難しいでしょう。

症状のサインとしては、カッテージチーズのような形態の無臭の帯下、外陰部のかゆみやヒリヒリする痛み、性交痛、排尿時の痛みなどがあります。

そのほかにも、閉経期の女性は萎縮《いしゅく》性腟炎にかかる可能性が高まります。

なぜなら、女性ホルモンは正常な腟内環境を維持する働きも担っているので、閉経によって女性ホルモンが不足しはじめると、腟の自浄作用が低下して、細菌感染の危険性が大きくなるからです。

また、女性ホルモンは腟の粘膜《ねんまく》を潤して丈夫に保つ働きもあります。そんな女性ホルモンの分泌が少なくなると、膣が乾燥したり、粘膜が薄くなったりして、その結果、ちょっとした刺激にも傷つきやすくなるのです。

概して、一般的な膣炎の治療は難しくありません。治療法としては、膣に直接塗る局所治療剤と経口投与剤があり、効果にさほど差はありません。

そして、基本的に膣炎は性交渉とは無関係の疾患であるため、パートナーの関与はありません。ただし、例外的にトリコモナス膣炎は、性交渉により感染する性病に分類されます。

症状としては、分泌物が臭ったり、かゆみやヒリヒリする痛みがあったり、あるいは、膣粘膜が腫れて赤くなるような炎症が挙げられます。

トリコモナス膣炎と診断された場合、そのほかの性病に対する検査も必要で、必ずパートナーと一緒に治療を受けなくてはいけません。また、痛みがなくなるまで性交渉は控えましょう。

ところで、どんなにすぐれた機械でも、きちんと定期的な点検をしなければ、すぐにサビて使えなくなってしまいます。子宮もまた同様。子宮に関する疾患はさまざまですが、子宮はトラブルがあっても、目立った症状が表に出にくい器官であることが厄介なのです。

また今の時代は、結婚も妊娠や出産も高齢化が進んでいるので、産婦人科の検診を受けるなど、子宮ケアをはじめる時期が遅れる傾向があります。そのため、子宮の健康状態が悪化しても気づかずに、歳を重ねてしまう人が増えているのです。

近頃は三〇代の女性でも、閉経や更年期の症状に悩まされる女性が少なくありません。また、生理痛などがひどくなっても、当然の範囲内と考えてケアをしないことが多いため、子宮の老化も早まってしまうのです。

肝心《かんじん》なのは、子宮が発する危険信号をすぐにキャッチすること。それさえできれば、健康で美しい子宮を維持できるでしょう。けっして難しいことではありません。

さて、いよいよ次章からは、子宮ケアの実践メソッドを紹介していきます。ネオ韓方の知恵に基づく生活習慣をぜひ身につけましょう。

第四章　子宮を温める生活

子宮の状態を把握する方法

子宮をケアするうえで大切なのは、まずは、自分自身の子宮の状態をできるだけ正確に把握すること。とはいえ、頻繁に病院を訪れて、そのたびに超音波検査などを受けることは不可能です。

では、普段から子宮の状態を知っておくには、どうすればいいのでしょうか。

第一に心がけて欲しいのは、生理の状態を調べること。生理はおよそ二八日周期で、毎回三～七日間程度続くのが正常です。ただし、周期や期間は多少の個人差があるので、その人なりに規則的に生理が来ていれば、とくに大きな問題はないと考えていいでしょう。

一方、一時的に体調を崩したり、心的ストレスを多く受ける環境にいたりすると、子宮にも悪影響を及ぼすため、生理の周期が乱れたり、経血量も左右されたりします。そして、こうした心身の不調が長期間にわたって続く場合は、子宮にもいよいよ問題が起こり、生理の状態に大きな異変が現れます。

ですから、自分の毎月の生理の状態を把握して、変化がないかどうかをチェックする習慣をつける。問題があると判断した場合は、安易に考えずに婦人科で検診を受けて、正常な生理が来るように適切な手を打たなければいけません。

ただし、婦人科で診てもらうだけでなく、子宮を温める生活習慣を並行して身につけることが、健康な子宮をキープするためには必要不可欠です。

ところで、生理不順は多くの女性が抱える問題でありながら、見すごしてしまいがちです。そもそも、正確な知識を持っていない人も多いように思われます。

生理不順とは、生理の周期、期間、経血量など、どこかに何らかの異常が見られる状態です。

しかし、「生理不順＝生理がしばらく来ないこと」だと誤解している女性が少なくありません。そういった間違った認識では、生理不順を経験していても、本人は何も気づかずケアができません。ちなみに、生理が三ヵ月以上来ない状態は「無月経《むげっけい》」と呼ばれています。

さて、生理不順と一口に言っても、さまざまな原因と症状があります。

まず、生理周期が二四日以下という短いサイクルの場合、「頻発月経《ひんぱつ》」と称します。

初経直後や閉経前にはよく見られる症状で、そのほか、過度なストレスがある、脾臓《ひぞう》や腎《じん》臓《ぞう》が虚弱である、血液が滞っている、体に熱が多いといった場合に、頻発月経が起こりやすいと考えられています。

頻発月経は経血量が多いのも特徴です。周期は短い一方で、経血量が多いため、貧血を伴うケースも見られます。

反対に、生理周期が三九日以上も空くケースは「稀発《きはつ》月経」と呼びます。経血の色が濁っていたり、見た目としては、血の気が引いて青ざめていたりする傾向があります。

おもに、肉体的に疲れているときや、過剰なストレスで気血が不足しているとき、そのほか、肝臓、脾臓、腎臓の機能が低下している場合に起こりやすくなります。

また、生理期間が短いうえに経血量が少ないのは「過少《かしょう》月経」です。子宮の発達が未熟だったり、子宮内に血が不足していたりする人、あるいは瘀血が多い人によく見られます。

そして、生理周期は正常なものの、経血量が過度に多いのは「過多《かた》月経」にあたります。韓医学的には、体に熱が多かったり、血をコントロールする気運が不足したりするときに、子宮筋腫などの子宮疾患の症状として現れる場合があります。

先に述べた、生理が三ヵ月以上来ない「無月経」は、先天的に子宮の発育が不完全で、肝臓や腎臓の機能が低下している人、極度の疲労で心身ともに弱っている人、過激なダイエットによって体重が急激に減少した人、などに起こりやすい症状です。また、婦人科系疾患の後遺症として無月経になるケースもあります。

いずれにしても、忙しいからと受診を後まわしにしていると、深刻な子宮疾患に発展する場合もあるので、くれぐれも生理不順には気をつけましょう。

子宮の活性化を助ける八つの食材

では、日頃の食事を通じて、子宮を守るにはどうすればよいのでしょうか。

「ウメは胃に、キキョウやナシは気管支に、ヨモギは子宮によい」という話を聞いたことがありませんか？　これは韓方ではよく知られた知恵で、そのほかにも、それぞれの器官に対して、その働きを助ける特定の食材があると考えます。

つまり、食材によって、体内のどの部位に効果的なのかは異なる――たとえば、同じ陽性食物の場合でも、高麗人参《こうらいにんじん》は肺と胃を温める、ヨモギは子宮を温める、といったふうに区別されるのです。

したがって、サポートしたい部位がどこなのかによって、積極的に食べたい食材や使用する韓方薬材も異なります。本書では、陽性食物のなかでも、とくに子宮の気血を養ってくれるすぐれた食材を八つ紹介しましょう。

❶ヨモギ

ヨモギの葉は、韓方で重用される薬材の一つ。春になるとよく見かける植物で、春に採った若い芽は食用とします。

生薬名としては、黄草《きぐさ》や艾葉《がいよう》と呼ばれます。とても温かい性質を持ち、子宮の陽気を増やして、瘀血を解消する効果が非常に高いため、とりわけ、女性にとっては名薬と言えるでしょう。とくに、日頃から体が冷たく生理痛がひどい人には、ヨモギは欠かせません。

ヨモギを用いるときは、よく洗って日陰で干します。このとき、逆さに干して水分を適度に飛ばしたあと、木綿の布などで巻いて重石《おもし》を載せておくと、水分が適度に残り、よい香りを楽しめます。

乾いたヨモギは、粉にして水に溶かして飲んだり、沸かして飲んだりするといいでしょう。飲み続けることによって、生理痛などの婦人科系疾患を和らげる効果が期待できます。

ヨモギハチミツ茶

①乾燥したヨモギをきれいに洗って粉末にする（粉末状のものを買ってもＯＫ）
②ヨモギの粉とハチミツを、それぞれ大さじ一杯ずつ入れてお湯を適量注ぐ
③毎日一杯ずつ飲む

ヨモギ健康酒

①ヨモギ二〇〇〜二五〇グラムをよく洗い、水分を完全に飛ばす（乾いたヨモギの場合一五〇グラム程度）
②①のヨモギをガラスの容器に入れて、アルコール度数三五度の焼酎《しょうちゅう》を注ぎ密封する
③日があたらない涼しい場所で三ヵ月ほど寝かせたあと、ヨモギを取り出す
④おちょこ一杯分を一日二〜三回を目安に飲む（ハチミツを入れてもＯＫ）

❷カボチャ

カボチャは温かい性質を持ちます。ちなみに、韓医学の百科事典にあたる『東医宝鑑《トンイボガム》』（許浚《ホジュン》編、一六一三年）には、「カボチャは成分が均一で毒がないうえ、五臓をラクにしてくれる。産後の血栓症を和らげ、目にもいい」と記されています。

韓国では、産後ケアとしてカボチャをたくさん食べます。なぜなら、老廃物の排出を促す食材で、子宮内の気力回復に効果的だからです。

また、利尿作用があるので、カボチャの汁を飲み続けると、むくみが治まると言われています。

そのほか、消化・吸収を助ける働きがあるため、子宮のサポート目的以外にも、消化機能が弱い人にはカボチャがおすすめです。

❸ニラ

ニラは温かい性質を持ち、体内の冷気を追い出して消化を助け、瘀血を解消してくれます。ニラを頻繁に食べることによって、陽気が強まり冷帯下も減らせます。

また、韓方では、腎臓と子宮は密接に関係していると考えますが、ニラは腎臓の機能を高めるので、ひいては子宮の健康づくりにも役立ちます。

ちなみに、男性がニラを食べると精力がついて仕事をしなくなってしまうと言われ、「怠け者の草」とも呼ばれています。

ニラは鉄分の含有量がとても高いほか、β《ベータ》カロテン、ビタミンC、硫化アリルの成分が豊富です。そのため、貧血のほか、老化防止や血液循環の改善につながります。

ただし、もともと体が温かい陽性体質の人には適さないので要注意です。

ニラ茶

①生のニラを約一分間、蒸し器で蒸し、その際、水の中に塩を大さじ一杯入れる
②蒸したニラは適当な大きさ（約五センチ）に切る
③ザルなどに置いて、一日、天日干しにし、このときにニラ同士が絡《から》まないよう、きれいに干す
④お湯二五〇ミリリットルに、乾燥させたニラを小さじ三杯分入れて、三分程度、沸騰させる（二人分）

❹ワカメ

ワカメはビタミンやミネラルが豊富で、血液をきれいにしてくれる食材。とくに、子宮の瘀血の除去、産後の子宮収縮と止血に役立ちます。韓国では産後ケアの一環としてワカメスープを飲むのも、こうした効果を期待できるからです。

また、水溶性食物繊維であるアルギン酸が豊富に含まれていて、腸の機能を改善し、便秘

を予防してくれます。

ちなみに、ワカメ、アワビ、牡蠣《かき》などに豊富に含まれるアルギン酸や亜鉛《あえん》成分は、体内にたまった重金属の解毒《げどく》にも効果的です。

❺ムール貝

ムール貝は滞った血液を流す働きがあり、産後の瘀血解消にも効果が高いとされ、韓国では、女性の体にいい食材として知られています。

また、肝機能を助け、疲労回復を促進します。そのほか、筋肉に栄養を与えて骨も丈夫にしてくれます。血液が不足して腰や脚に力が入らず、しびれて痛むようなときにも効果的です。

ムール貝を天日干しにすると、カルシウム、鉄分、ビタミンDなどが増すため、補血にも適した食材になります。

なお、同じ貝類であるアサリと一緒に食べると、造血成分がアップするので、貧血予防にはおすすめです。

❻セリ

セリについて特筆すべきはデトックス効果。重金属など人体にとって有害な物質を体外に排出し、血液をきれいにしてくれます。

また、血液循環をスムーズにする働きがあり、心血管系の改善にも役立ちます。さらに、冷たい気運を外に追い出すので、女性の冷え解消にも有効な食材です。

そのほか、肝機能の回復を助けることから、二日酔いのときにもおすすめです。

❼ノビル

ノビルはとても温かい性質を持っています。女性ならではの悩みとしては、生理周期が不安定だったり、子宮の異常で出血が見られたりするときに、ノビルが効果を発揮します。また、弾力のある肌をキープしてくれます。

そのほか、寒さが原因で低下した免疫力をアップさせたり、体内の活動低下による老廃物の滞りを改善させたりする優秀な食材です。

ノビルは貧血や動脈硬化の予防・改善など、アンチエイジングや生活習慣病の対策にも幅広く役立ちます。

❽山薬（山芋、長芋）

韓方で言うところの山薬《さんやく》とは、山芋または長芋のことを指しています。消化器、呼吸器、生殖機能を助ける薬材として知られ、皮をむき、乾燥させて用います。

ところで、男女ともに、精力が低下して生殖機能が弱まると、下半身のパワーが失われます。その結果、腰痛になったり、神経過敏になったり、ひいては健忘症《けんぼうしょう》に悩まされたりするのです。

更年期に子宮の老化が進行しているほど、前述のような症状がひどくなります。

山薬は精力を増進させ、生殖機能を強化します。また、筋肉や骨をサポートし、気運を上げて元気を与えてくれます。滋養強壮の効果が大きいことから、韓国では山薬のことを「山の鰻《うなぎ》」などと呼ぶほどです。

また韓方では、精力や気力の増進のほか、肺を健康にするためにも、山薬を広く用いてきました。山薬は肺や胃腸にも作用するからです。具体的には、風邪を引きやすく咳《せき》がよく出る人や、虚弱体質で寒さに耐えられない人には、山薬が効果的です。

中でも、高齢者によく見られる慢性的な咳と痰を軽減する効果にすぐれています。

玄米山薬茶

玄米には、炭水化物以外にも、各種ビタミン・ミネラルや食物繊維が豊富に含まれています。また、玄米胚芽《はいが》にはオクタコサノールと呼ばれる生理活性物質が入っており、体力と基礎代謝を上げ、免疫力を高めてくれます。

山薬は先に述べたとおり、気力を増進し、筋肉と骨を強くして、気運を補う効果があります。

①玄米一〇グラムは、水で洗って浸しておく

②山薬二〇グラムと①の玄米を鍋に入れて、水を一・五リットル注ぎ、三〇～四〇分間、中火にかける

③玄米と山薬を取り出し、冷蔵保存したあと、少しずつ飲む

子宮が喜ぶ四つの簡単レシピ

食材に続いて、元気な子宮づくりにふさわしいレシピを四つ紹介しましょう。数あるレシピのなかから、主食となるレシピを二つと、当帰（六六ページ）と山芋（一二二ページ～）を用いたレシピを二つ——つけあわせになる漬物《つけもの》と、具だくさんの栄養たっぷりのスープをセレクトしました。

補血飯

補血飯は、その名のとおり、気血を補ってくれる代表的なレシピです。

血液が不足すると、顔の血の気が引いて唇が青白くなったり、頭がクラクラして、立ち上がると目の前が真っ暗になったりします。

また、寝ている間に冷や汗をかいたり、胸の動悸《どうき》が激しくなったりして、うまく寝つけなくなるなど、さまざまな症状が現れます。

こうした症状を持つ人に、補血飯はとくにおすすめです。

そのほか、子宮内の瘀血を解消する働きもあるので、生理不順や生理痛にも効果的です。

〈材料（四人分）〉うるち米二カップ、竜眼肉《りゅうがんにく》またはナツメ一〇〇グラム（両方入れてもOK）、黄耆《おうぎ》五〇グラム、当帰《とうき》一〇グラム、水四カップ

①黄耆と当帰は水で洗っておく

②鍋に水四カップと黄耆を入れて火にかけ、沸騰したら当帰を入れて、弱火で三カップ分くらいに水分が減るまで煮詰め、黄耆と当帰を取り出し、液汁だけを使う

③竜眼肉は種を取って三〜四等分にする（ナツメも同様に）

④炊飯器に米、竜眼肉（またはナツメ）を入れ、そこに②の液汁を注いで炊く

クコの実ご飯

韓方では、腎臓の機能が低下すると、腰とヒザのあたりが弱って、ズキズキと痛むことがあると考えます。老年期によく現れる症状ですが、これも腎気《じんき》（腎の働き）が弱まっていることが関係しています。

そのほかにも、腎気が円滑でなければ、めまいや目のかすみといった症状が起こりやすくなります。

こうした一連の症状にも効くのが、クコの実ご飯です。

クコの実は、腎臓を守り、肺を潤して健康にしてくれます。

さらに黒豆を加えると、血液の循環を促進して水分代謝もよくなり、「腎精《じんせい》」が体内にうまく循環するようになります。

ちなみに、「精」という言葉は韓方用語で、生命体が先天的に備えている、成長・発育などに欠かせない生命エネルギーの基本となる物質のこと。精は腎に蓄えられることから、腎精とも呼ばれています。

また、もち米とうるち米は、中焦《ちゅうしょう》（横隔膜《おうかくまく》の下からへそまで）を保護し、消化・吸収を助けてくれます。

このような材料を炊《た》いて食べると気力が回復。ストレスによって食欲が落ちたり、下半身に十分な力が入らずに悩んだりする人にとって、非常にありがたいメニューです。

〈材料（四人分）〉うるち米二カップ、玄米・もち米・黒豆二分の一カップずつ、クコの実一五グラム、水四カップ

①うるち米、玄米、もち米、黒豆を水にさらしておく
②クコの実はふるいに入れて水で洗い、一晩、水（四カップ）に漬けておく
③準備したすべての材料を炊飯器に入れて、②の水を注ぎ炊く

当帰の葉の漬物

〈材料〉当帰の葉二〇〇グラム、濃口しょうゆ四分の三カップ、しょうゆ四分の三カップ、

メシルチョン（韓国の甘味料・梅エキス）一カップ（ハチミツやオリゴ糖で代用可能）

①当帰の葉は、きれいに洗って水気を切ったあと、器に入れておく

②鍋に濃口しょうゆ、しょうゆ、メシルチョンを入れて沸騰させてから冷まし、十分に冷めたら①に入れる

③沸騰させて冷ます過程を、三日ごとに一回ずつ計三回繰り返したあと、一週間程度、冷蔵庫で熟成させる

根菜の団子スープ

〈材料（四人分）〉牛肉（肩バラ肉）四〇〇グラム、大根一〇〇グラム、白菜三枚、干しシイタケ三つ、昆布一五センチ角一枚、長ネギ二分の一本、粒コショウ五粒、塩適量、水一〇カップ

〈団子の材料〉山芋二〇〇グラム、ツルニンジン五〇グラム、玉ネギ二分の一個、サツマイモのデンプン粉大さじ三、うるち米粉大さじ二、塩小さじ四分の一

①牛肉は水（分量外）に漬けて血抜きをし、臭みをとる

②大根は一センチの厚さに切り、白菜は適当な大きさに切る

③血抜きをした牛肉を、熱いお湯に入れて軽く火を通したあと、冷水で洗う

④水を入れた鍋に牛肉、大根、白菜、（水で戻しておいた）シイタケ、昆布、長ネギ、粒コ

ショウを入れて、二五分間、火にかける
⑤牛肉を箸《はし》で刺してみて、血が出てこなければ出汁《だし》をこす
⑥牛肉は冷まして適当な大きさに切り、大根は三センチ角にし、シイタケは細く切る
⑦皮をむいた山芋、ツルニンジン、玉ネギをすりおろし、サツマイモのデンプン粉、うるち米粉、塩を入れてこねる
⑧鍋に⑤の出汁を入れて沸騰したら、こねたタネを一さじずつすくって、団子状にして入れる
⑨タネが透明になって浮いてきたら、牛肉、大根、白菜、シイタケを入れて、ひと煮立ちさせたら塩で味を調える

毒になる六つの「食べ合わせ」

どの食材も、私たちの体にとって大事な栄養を補給してくれるもの。しかしながら、食べ物同士の相性《あいしょう》があり、単独ではよいものでも、組み合わせによっては、体にとってよくない作用をもたらします。

直接的に子宮に不調をもたらすわけではありませんが、子宮の健康は、ほかの器官と密接に関わって成り立つもの。ですから、以下に挙げる六つの「食べ合わせ」の悪い食材を、一

緒に摂ることは避けましょう。

❶紅茶＋レモン

「レモンティーはよくないの？」と驚く人もいるかもしれませんが、単純にそういうわけではありません。じつは、レモンと紅茶そのものに問題はないのです。

避けるべきは、レモンに使われている防カビ剤。残念ながら、大半の輸入レモンには、防カビ剤が使用されているのが現状です。

レモンに使われている防カビ剤のOPP（オルトフェニルフェノール）という成分が、紅茶などに含まれるカフェインと結合すると、発がん性物質を発生させます。ですから、紅茶とレモンを一緒に使う際は、必ずレモンの皮をむいて、OPP成分を除去して使いましょう。

❷魚介類＋果物

魚やエビなどの魚介類は、柿、ブドウ、ザクロといった果物とは一緒に食べてはいけません。これらの果物にはタンニンが含まれていて、魚介類のカルシウムと結合すると、消化不良になる物質がつくられるからです。

ひどい場合は、未消化物が胃腸を刺激して、腹痛、嘔吐《おうと》、吐き気などの症状を引き起こす可能性もあります。

安全対策としては、時間を空けること。魚介類を食べて二時間ほど経てば、先に挙げた果物を摂っても大丈夫です。

❸キュウリ＋豚肉

キュウリと豚肉は、ともに冷たい性質を持つ食材。過度な陰気が体内に入ると、体が冷えやすくなってしまいます。陽性体質の人であれば、とくに問題はありませんが、陰性体質の人の場合は、陰気が消化器官の機能低下を引き起こしかねません。

ですから、キュウリは豚肉と合わせるのではなく、温かい性質を持つ鶏肉や牛肉などと一緒に食べましょう。

❹トマト＋キュウリ

トマトとキュウリは生サラダなどでもポピュラーな具材。しかしながら、韓方的観点からすると、キュウリと豚肉の組み合わせと同様、どちらも体を冷やす陰性食物なのでＮＧです。

陰性体質の人は、温かい性質のサツマイモやカボチャなどを、ゆでて食べることをおすすめします。

また、両者に含まれる栄養成分上でも、キュウリとトマトはよい関係にはありません。というのも、キュウリに含まれる酵素がビタミンＣを破壊してしまうからです。こうした弊害を防ぐためには、キュウリを少し加熱するか、あるいは皮をむいて摂取するといいでしょう。

ちなみに、キュウリに含まれるビタミンCを破壊する酵素とは、アスコルビナーゼと呼ばれる成分。この成分は生で摂取したときのみ、酵素として働きます。

❺お茶＋肉

お茶は食べ物の特定成分の吸収を妨げる懸念《けねん》があります。具体的には、緑茶やコーヒーに含まれるタンニンが、カルシウム、鉄分、たんぱく質と結合して、体内吸収を阻害するのです。

とりわけ、タンニンとたんぱく質の結合物は、腸が動くスピードを遅らせて、腹痛や便秘を引き起こします。

このタンニンを中和させるには、塩が効果的。たとえば、渋い柿を味噌に漬けておくと、渋みが消えておいしく食べられるようになりますが、こうした変化は、味噌に含まれる塩分がタンニンを中和するおかげです。

同様に、緑茶やコーヒーに微量の塩を入れると、タンニンが中和されます。

ちなみに、緑茶やコーヒーに塩を加えると、しょっぱさが甘さよりも先に感じられるため、甘みがより引き立てられます。また、香りも深くなり、スッキリとした味わいを楽しめるでしょう。

❻チーズ＋枝豆

枝豆とチーズを一緒に食べると、枝豆に含まれるフィチン酸が、豊富なカルシウムをはじめ、チーズに含まれるいくつかの栄養成分の吸収を抑制します。どちらも、おつまみの定番中の定番ですが、チーズと枝豆は一定の時間を置いて食べましょう。

子宮を活性化させる四つの習慣

食事以外にも、子宮を温める生活習慣はいろいろあります。中でも、とくに心がけて欲しいポイントは四つ。まず一点は水分補給の仕方です。

❶こまめに温かい水分を補給

水分は体温を調節する役割を担っています。日頃、私たちは何気《なにげ》なく水分を口にしていますが、体を冷やすのも、温めるのも、水分の摂り方で大きく左右されるのです。

体温を下げないためには、体が冷えやすい寝起きはもちろんのこと、一日中、温かい白湯《さゆ》をこまめに飲んで、体の内側から温めましょう。

白湯でなければ、せめて常温の水を飲むこと。冷たい水は体を冷やすのでＮＧです。これは夏場でも同様です。

そのほか、生姜茶やカリン茶など、体を温める効果の高い韓方茶もおすすめです。

韓方茶は、古くから、「小さな補薬」として愛飲されてきました。そして近年は、カロリーが低く体にいい飲み物として見直されています。

体質によって適した韓方茶は異なりますが、体が冷たい陰性体質の人は、陽性食物でつくった韓方茶を、体が温かい陽性体質の人は、陰性食物でつくった韓方茶をセレクトするのが基本です。

自分の体質を知るには、第一章のセルフチェックを行うのが一番ですが、どうも自分の体質がはっきりしない場合や、家族や友人たちなど、さまざまな体質の人と同じ韓方茶を飲む場合は、陰陽それぞれの性質を持つ材料を適当に混ぜて飲めばOK。こうした飲み方をすれば、大きなマイナス面が出ることなく、薬効を得られます。

代表的な韓方茶のレシピは一二三ページ～や一四八ページ～で紹介しています。いずれの韓方茶にせよ、乾燥した薬材を入れて、一度にたくさんの湯で煮出しておけば、その都度《つど》、水代わりに飲めるので便利です。

続いて、心がけて欲しい二つめのポイントは入浴法です。

❷シャワーより湯船

体温を上げることの効果を考えれば、湯船に浸《つ》かるのは非常によい習慣です。一日一度、湯船に浸かって体温を一度上げるだけでも十分。時間帯は朝でも夜でも、どちらでもかまいません。

お湯に首までしっかり浸かる全身浴であれば、わずか一〇分間浸かるだけで体温が一度上がるため、あまり長く入る必要はありません。顔にジンワリと汗をかく程度まで体を温めるのが目安です。

一方、半身浴をする際は、お湯の温度を四一度くらいに設定して、みぞおちの下あたりまで湯に浸かりましょう。二〇～三〇分間ほどで、体の奥からジンワリと温まるのを感じられるはずです。

とくに、夜に湯船に浸かる場合は、風呂上がりに体が冷えないように気をつけましょう。長袖《ながそで》、長ズボン、厚手の靴下などを用意して、湯船でポカポカ温まった体をしっかり保温すること。また、寝るときにも布団をきちんとかけましょう。

子宮を温めるための三つめのポイントは、睡眠中の保温にあります。

❸寝ている間は十分な保温

睡眠中は、起きているときよりも、体温の調節機能が低下します。また、代謝が大幅に低下して、体内の器官も冷えやすくなっています。

陽性体質の人は、もともと基礎体温が高めなので、とくに問題ないのですが、陰性体質の人の場合は事情が異なります。

というのも、基礎体温が低いと、ほんの少し体温が下がっただけでも、体の機能に異常が生じやすいからです。

睡眠中、およそ六〜八時間程度は、体が無防備になります。また、寝ている間は冷気にさらされても、すぐに対処できるわけではありません。そうすると、結果的に若干の低体温状態になり、ひいては体のバランスを崩してしまうのです。

たとえば冬になると、朝起きると鼻水が出たり、全身がズキズキ痛んだり、あるいは疲労が蓄積しているような気がする……そんな人は、寝ている間に体が冷えている可能性があります。

だからと言って、暖房器具で室内温度を高めるのは、もっと体によくありません。なぜなら、部屋の空気が乾燥したり、体が自分で体温を調節する能力を低下させたりしてしまうからです。

重要なのは、睡眠中の体温維持なので、機能性にすぐれた羊毛布団などをかけるようにしたり、寝間着も柔らかく暖かい素材のものを選んだりするといいでしょう。

体を温めることは子宮にとって大切ですが、外の気温と室内の温度差が大きすぎるほど、体に負担がかかります。ですから、冬の暖房や夏の冷房、どちらも過度に用いると、かえって体調を崩しやすくなるのです。

では、暖房器具にあまり頼らずに、しっかり子宮を温めるにはどうすればよいのでしょうか。四つめのポイントを紹介しましょう。

❹一日に一五分、お腹を温めること

体温を上昇させる一番オーソドックスな方法は、お腹を温めること。というのも、韓方ではお腹を体の中心と考えるからです。

そして、お腹には、胃腸、肝臓、膵臓《すいぞう》、腎臓、子宮など、重要な臓器が集中しています。そのため、お腹まわりが冷たいと、臓器の機能も低下してしまうのです。また、血液循環や新陳代謝も停滞するので、疲れがとれにくくなります。

そんなふうにお腹が冷えて、体の状態を悪化させないためには、朝夕一五分でできるお腹の温め術がおすすめです。

まず、電子レンジで温めて使える「小豆《あずき》蒸しパック」をつくります（つくり方は後述のとおり）。それを就寝時と起床後に、お腹の上に載せましょう。

お腹を温めると、胃腸も同時に温まる。すると、胃腸の活動が活発化して、消化もよくなります。また、大腸の機能低下による便秘や下痢も改善されます。

さらに、お腹を温めることで免疫力も上がります。そうすれば、病気にかかりにくくなるだけでなく、万が一病気にかかっても、治りやすくなります。

ちなみに、寒い時期になると、朝方に頭痛がしたり、疲労がなかなかとれなくなったりする人は、「小豆蒸しパック枕」がおすすめです。

小豆蒸しパックは、お腹を温めるためだけの目的であれば、四〇×二〇センチ程度の大きさで十分。小豆は約〇・八〜一キロほど入ります。一方、小豆蒸しパックを枕としても使う場合は、もう少し大きくつくりましょう。

なお、蒸しパックの大きさは、家にある電子レンジのサイズを踏まえて決めましょう。

小豆蒸しパック

〈準備するもの〉小豆を入れるための布、小豆約一〜一・五キロ

①小豆を入れるための布を折って、各辺を返し縫いで縫い合わせ、あとで裏返すことを考えて、一辺の一部は縫わないでおく

②返し縫いを終えたら、縫わずに開けておいた穴を利用して布を裏返す

③穴から小豆を袋の八割程度まで入れる

④穴を内側に巻き込んで返し縫いで縫う

⑤布を三等分して分けたところを返し縫いで縫う（小豆が一方に偏るのを防ぐことができる）

簡単につくれるミニ小豆蒸しパック

〈準備するもの〉片方の靴下、小豆適量

①靴下をきちんと洗濯をして、よく乾かす

②完全に乾いた靴下に小豆を入れて、履《は》き口を縛るか返し縫いで縫い合わせる

下半身の筋トレで子宮に温熱効果を

さて、子宮を温めるためには、運動も欠かせません。しかしながら女性の場合、激しいトレーニングをして体を鍛える人は少なく、運動習慣があると答える女性でも、ウォーキングやジョギングのような有酸素運動をする程度でしょう。

ちなみに、「ゴツゴツとした体になりたくない」という理由から、筋トレや運動を望まない女性がときどきいます。しかし、「運動をしたら筋肉がつきすぎてしまう」といった心配は杞憂《きゆう》にすぎません。

女性は男性に比べてもともと筋肉量が少なく、運動をしても筋肉がつきにくい体質なので、筋トレにも取り組むべきです。というのも、筋肉は人体最大の熱産生器官、つまり、筋肉が少なければ少ないほど、体が冷えやすくなってしまうからです。

しかも、日本や韓国の女性は陰性体質の人が大半なので、放っておくと体の内側からどん

どん冷えが進行して、血液循環が滞りがちです。だからこそ、筋トレで体内の発熱レベルを上げて、「冷えにくい温かい体」のままキープする努力が必要なのです。

より具体的なアドバイスをすると、筋トレに取り組むにあたっては、腰、お腹、脚の三ヵ所の筋肉を重点的に鍛えましょう。

なぜなら、人間の筋肉の七割以上がこの三ヵ所に集中しているうえに、子宮と密接に関連している部位でもあるからです。

たとえば、ジョギングをすると体全体の熱が上がりますが、下半身の筋トレは子宮に集中的に温熱効果をもたらしてくれます。

その理由は、下半身の筋肉の発熱が高まると、その分だけ子宮を覆っている下腹部の筋肉も活性化され、子宮にも熱が伝わりやすくなるからです。

ちなみに、下半身の筋トレのほかに脚と腰にいい運動といえば、断然、ウォーキングがおすすめです。二〇～三〇代は一万歩、四〇代は九〇〇〇歩、五〇代は七〇〇〇歩を目安に行うといいでしょう。

なお、陰性体質の人は寒さにとても弱いので、運動をするときも、できるだけ暖かい場所で行うこと。そして、外で運動をする場合は、汗をかいたあとに体が冷えないように気をつけましょう。

運動中は体内の熱が上がっているので、汗をかいても問題はありませんが、汗が蒸発すると体温が低下し、そこに冷気が染み込むと風邪を引きやすくなります。運動後は、できるだけ早めに温かいお湯で汗を洗い流して、しっかり保温してください。

一日一〇分のコアエクササイズを

さらに本書では、継続的に行いたいエクササイズとして、コアマッスルに効く運動を三つ紹介しましょう（一四二ページの図表10）。

コアマッスルとは、体の深層にある筋肉のこと。脊椎《せきつい》、腰、下半身をつなぐ筋肉などが、コアマッスルに該当します。また、子宮と腹部を覆う筋肉もコアマッスルです。

コアマッスルは、長い時間をかけなくても十分に鍛えられます。一〇分もあれば、さっとこなせるので、起床後や就寝前に行うといいでしょう。

プランク

コアマッスルを鍛える代表的なエクササイズです。体を板（plank）のようにまっすぐな姿勢のままキープすることで、体幹《たいかん》を効果的に鍛えます。腰に緊張感を与えながら、腹筋への刺激も与えられるポーズです。

①脚を揃えてうつ伏せになり、ヒジから下を床につける

②足の指全体で床を押すようにしてお尻を上げる（お尻が上がりすぎたり、下がりすぎたりしないように注意し、また、肩甲骨《けんこうこつ》を突き出さないように）
③肩、胴体、骨盤、脚が一直線の板になるようにイメージして数秒間キープ（一〇秒からはじめて、少しずつ時間を延ばす）
④三回繰り返す

バードドッグ

バードドッグとは、両手と両ヒザを床について、犬が四本足で立っているように見える状態から、片方の腕と脚を上げて、鳥が飛んでいるように見えるポーズをするエクササイズです。腹筋と背中の下部を鍛えられます。
①子供たちを背中に乗せて遊ぶときの体勢のように四つん這《ば》いになって、そこから、左腕と右脚をまっすぐ伸ばす
②一五～三〇秒キープし、できるだけ長く維持するように心がける
③続いて、反対側の右腕と左脚を同様にまっすぐ伸ばしてキープ
④二～三回繰り返す

スーパーマン

背中～お腹～お尻まで、幅広く鍛えることができます。スーパーマンが空を飛んでいるよ

図表10　1日10分のコアエクササイズ

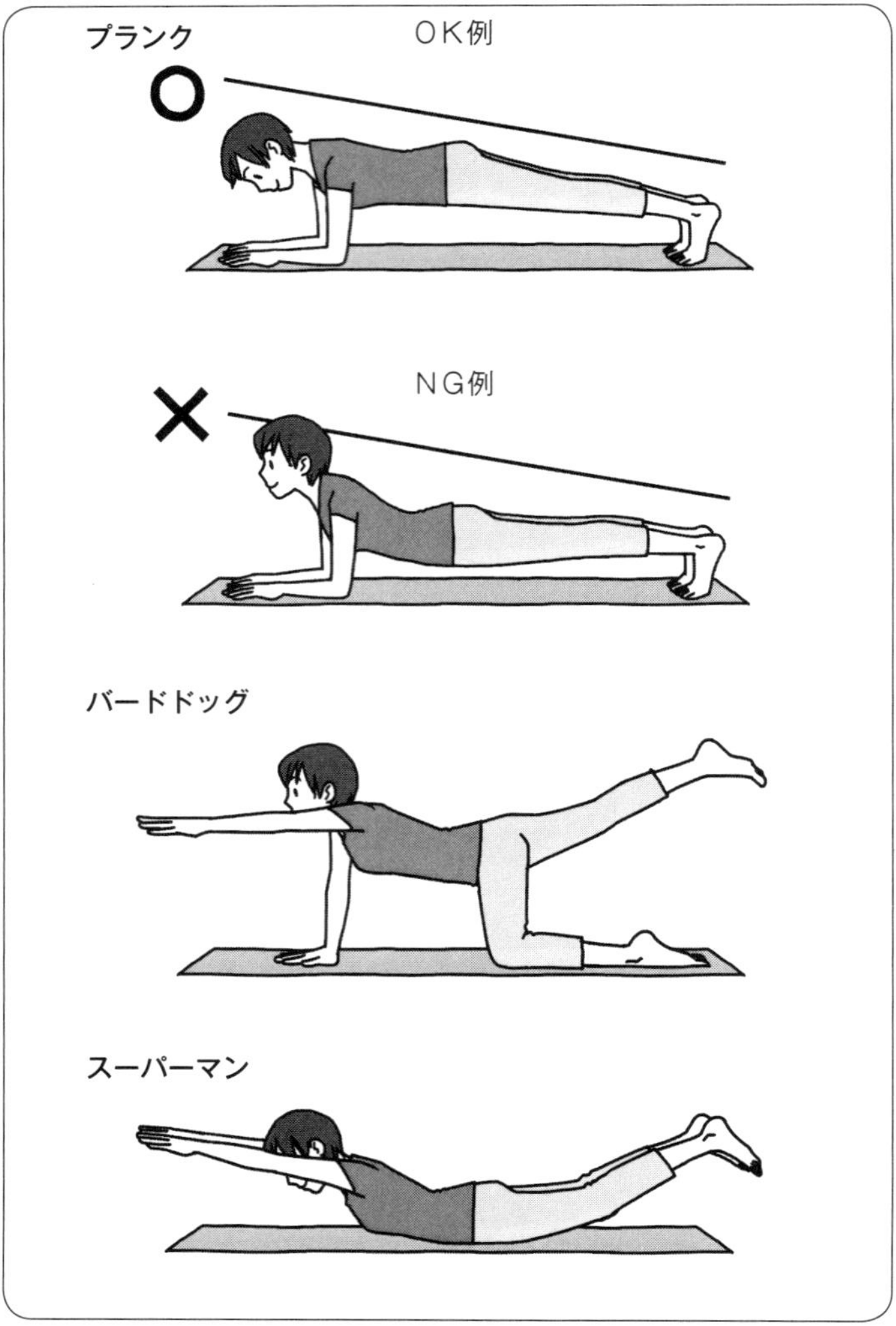

うな姿勢をとるエクササイズです。
①床にうつ伏せになり、両腕を肩幅より少し広めに広げて置く
②上半身と下半身を同時に引き上げて、ゆっくり下ろす（腕と脚を上げた状態で二秒キープすると強度アップ）
③一五〜二〇回を一セットとし、計三セット繰り返す

子宮のためのガードル運動

さて、続いては子宮を温めるために非常に役立つ「ガードル運動」を紹介しましょう。この運動は子宮まわりの筋肉を鍛えて、子宮に冷気が入るのを防ぎます。そして、「子宮＝体の各種血脈が集まる場所」を刺激するので、新陳代謝も活性化されます。

ところで、ガードル運動はもともとＧＭＴ（Girdle Muscle Tai chi）と呼ばれていました。太極拳（Tai chi）からヒントを得て韓国で開発された運動法で、脊椎周辺の筋肉（腹筋、腰の筋肉、骨盤の筋肉、大腿筋《だいたい》）を集中的に強化します。

ちなみに、ガードル運動と名づけられているのは、女性が補整下着（ガードル）を穿《は》いたときに補整される、まさにその部位の筋肉が鍛えられるという理由からです。

本書では、ウォーミングアップとクールダウンの動きのほか、一〇の動きを紹介します。

それぞれの動きについて、その効果、やり方、ポイントを端的に解説しましょう。

準備運動（八回繰り返す）

効果：体を慣らしてケガを予防する

やり方：肩幅くらいに脚を広げて立つ↓両腕を頭上まで上げて、円を描くように下ろす

ポイント：腕を上げるときは息を吸って、腕を下げるときは息を吐くこと

プロペラ運動（左右四回ずつ繰り返す）

効果：ヘリコプターのプロペラのような動きで腰まわりの筋肉を強化する

やり方：肩幅くらいに脚を広げて立ち、両腕を体の真横に広げる↓胴体を左へねじって、遠くにあるものをつかむように、右腕を前方へ伸ばす↓三秒キープしたあと、元の姿勢に戻る↓反対側も同様に行う

ポイント：腕と肩に力が入りすぎないよう注意

伸びの運動（左右四回ずつ繰り返す）

効果：体を伸ばしながら、胸筋と腹筋を鍛える

やり方：肩幅くらいに脚を広げて立つ↓左足を前に出して胸を広げ、同時に伸びをするように両腕を上に伸ばす↓三秒キープしたあと、腕を下ろしながら、元の姿勢に戻る↓反対側も同様に行う

ポイント：腹筋が引っ張られている感覚を意識できるまで腕を伸ばすこと

Cライン運動（左右四回ずつ繰り返す）

効果：アルファベットのCの形のように、体を横に最大限曲げて、脇腹の筋肉を鍛える
やり方：肩幅くらいに脚を広げて立つ↓右腕を上に伸ばして耳につけたあと、腰を左へゆっくりと曲げる↓三秒キープしたあと、元の姿勢に戻る↓反対側も同様に行う
ポイント：脇腹が引っ張られている感覚を意識できる程度に、ゆっくり曲げること

掌風運動（四回繰り返す）

効果：掌風《しょうふう》とは、中国武術「掌法」の達人が相手に触れずに打撃を与える衝撃波のことで、これに似た動きで腕と脚の筋肉を強化する
やり方：肩幅の二倍くらいに脚を広げて立つ↓ヒザを曲げてお尻を後ろに引いて、騎馬の姿勢をとる↓胸の前で両手を合わせてから、掌風を繰り出すように腕を前に伸ばす↓三秒キープしたあと、胸のほうにまた腕を引く
ポイント：手のひらや腕全体に力が入りすぎないように注意

鶴の脚立ち運動（左右一六回ずつ繰り返す）

効果：まっすぐに伸びた鶴の脚のように立つ姿勢で、大腿筋とお尻の筋肉を鍛える
やり方：両足を揃えて立ち、両腕を翼のように横に大きく広げる↓左脚を上げてヒザを高く

保ち、つま先は、地面を向くようにする↓三秒バランスをとりながら姿勢をキープ↓ゆっくり脚を下ろして、元の姿勢に戻る↓反対側も同様に行う

ポイント：おへそまで太ももをしっかり上げること

海藻光合成運動（左右四回ずつ繰り返す）

効果：光合成を行う海藻のようなイメージで、広げた体を左右に動かして大腿筋を鍛える

やり方：両足を大きく広げて、つま先が外側に向くように立つ↓両腕を横に大きく広げる↓腰を少し落として、視線を前に固定する↓左に体をできるだけ引っ張り、右側の脚の関節に引っ張られている感覚を意識する↓三秒キープしたあと、元の姿勢に戻る↓反対側も同様に行う

ポイント：足の裏が床から離れないように、しっかり固定

シュート運動（左右四回ずつ繰り返す）

効果：力強くボールを蹴《け》るような動作で、脚の筋肉を強化しながらバランス感覚も養う

やり方：肩幅くらいに脚を広げて立つ↓腰を少し落とした状態で、両腕を水平に上げる↓左脚を後ろに引いて、その反動を利用し力強く前に蹴りだす↓三秒キープしたあと、徐々に脚と腕を下げて、元の姿勢に戻る↓反対側も同様に行う

ポイント：後ろに引いた脚のヒザが曲がらないように注意

スラッシュ運動（左右四回ずつ繰り返す）
効果：体で斜線をつくるようにして、大腿筋を強化しながらバランス感覚も養う
やり方：両足を揃えて立ち、右腕を斜め上四五度に上げる↓骨盤まわりに力を入れながら、左脚を斜め下四五度に上げる↓三秒キープしたあと、徐々に腕と脚を下げて、元の姿勢に戻る↓反対側も同様に行う
ポイント：横に上げた脚のつま先が地面を向くように注意

X‐MEN運動（左右四回ずつ繰り返す）
効果：脊椎周辺の筋肉を強化する
やり方：両足を広めに広げて、つま先が外側を向くように立つ↓腰を少し落としてから、両腕を胸の前でXの形に交差する↓左腕を頭上に伸ばしながら左のヒザを曲げ、右腕を下ろしながら顔を右に向ける↓三秒キープしたあと、ゆっくり元の姿勢に戻る↓反対側も同様に行う
ポイント：全身の筋肉をバランスよく使うこと

弓矢運動（左右四回ずつ繰り返す）
効果：弓矢を射るような動作で、全身の筋肉を鍛える
やり方：両足を広めに広げて立つ↓左足を前に出してヒザを曲げる↓拳《こぶし》を握った両腕を前

にまっすぐ伸ばす↓腰を左に回して矢を射る体勢をとる↓三秒キープしたあと、元の姿勢に戻る↓反対側も同様に行う
ポイント：ウエストラインを意識しながら背中の筋肉を使うこと

シメの運動（四回繰り返す）
効果：緊張した筋肉をほぐす
やり方：肩幅くらいに脚を広げて立つ↓上半身を前に倒して、指先が床につくようにする↓両腕を上げると同時に腰を伸ばして、息を吸いながらゆっくりと体を起こす
ポイント：腰を曲げるとつらい人は、ヒザを曲げてもＯＫ

筋肉痛に効く二つの韓方茶

運動不足の女性だと、エクササイズ後、筋肉痛に見舞われることもあるでしょう。そんなときにも役立つのが韓方茶。ここでは、ポピュラーな二つの韓方茶、双和湯《サンファタン》と生姜茶を紹介しましょう。

双和湯は、昔から活用されてきた湯薬《とうやく》の一種で、肉体的に疲れて気血が衰えたとき、大病を患って気運が抜けて、汗が止まらないときなどに使われる韓方薬です。労力を費やす仕事の前後などにも飲まれてきました。

現代になって、双和湯に関する実験がラットを使って行われるようになり、双和湯には、疲労回復、肝機能改善、抗炎症の三つの効果について有意性があるとする結果が出ています。

また韓国では、風邪《かぜ》薬と一緒に双和湯をよく飲みます。双和湯には芍薬《しゃくやく》、熟地黄《じゅくじおう》、黄耆《おうぎ》、当帰《とうき》、川芎《せんきゅう》、桂皮《けいひ》、甘草《かんぞう》などが入っているからです。

これらはすべて筋肉の痛みを和らげ、気力を増進させてくれる薬材。風邪によって気力が衰えたり、悪寒《おかん》がしたり、筋肉の痛みがひどかったりするときに飲むと効果的です。

基本レシピは、芍薬一〇グラム、熟地黄・黄耆・当帰・川芎各四グラム、桂皮・甘草各三グラムを一包みとして、これに生姜三片、ナツメ二個を入れて煮詰めます。

ちなみに、韓国ではよく知られたお茶なので、双和湯、あるいは双和茶として、一般的に広く売られています。運動後に一杯ずつ飲むようにすると、筋肉痛が軽減されます。

一方、生姜には筋肉痛を鎮《しず》める効果があります。

二〇一〇年の『ジャーナル・オブ・ペイン（Journal of Pain）』に掲載された研究によると、激しい運動をした七四人の成人のうち、二五パーセントの人が、生の生姜を摂取後に痛みが緩和されたそうです。

その研究結果によると、運動後、就寝前に生姜を摂取すると、痛みで眠りから覚めることもなくなり、さらに摂取し続ければ、筋肉痛が早く治ったとのことです。

なぜ、生姜にそんなパワーがあるのかと言えば、生姜の辛《から》み成分であるジンゲロールは、炎症を緩和するイブプロフェンと同程度の鎮痛効果があるからです。

また、温かい性質を持つ生姜は、体温を上げて、冷気が体に染み込むのを防ぎます。風邪を引きにくくなるのはもちろんのこと、自然と消費カロリー量も増加します。普通の水を飲むよりも生姜茶を飲むと、熱量が四〇キロカロリーほど増えたというレポートもあるほどです。

ですから、筋肉痛ではない人でも、運動後のダイエット効果を上げるために、生姜を摂取するといいでしょう。

生の生姜をすり下ろしてハチミツと一緒にお湯に溶かして飲んだり、市販の生姜茶であれば、生姜の比率が高いものを選んで飲んだりするのもおすすめです。

日常の飲料水の代わりに生姜茶を飲むときは、水二リットルに乾燥した生姜や生の生姜をひとつまみ入れて、二〇分程度煮立たせれば、スッキリした味わいになります。水筒に入れて持ち歩けば、こまめに無理なく飲めるでしょう。

やり方次第で呼吸も立派な運動に

ところで、生きていながら呼吸をしない人はいません。日頃から何も運動をしていない人が、自嘲《じちょう》気味に「運動なんて呼吸しかしたことないわ」などと話しているのを聞いたことがあります。

たしかに、ただ呼吸するだけでは運動をしていないも同然でしょう。しかしその一方で、きちんとした呼吸法をマスターすれば、それは十分エクササイズに昇華します。

たとえば呼吸をするときは、外部にあらわになる筋肉ではなく、体の奥の筋肉と臓器を使います。とくに重要なのは横隔膜《おうかくまく》と骨盤底筋《こつばんていきん》です。

横隔膜は胸の下、骨盤底筋は骨盤の下にそれぞれ位置しています。そして、息を吸うときに横隔膜と骨盤底筋が横に広がることで収縮し、息を吐くときは横隔膜を上に引き上げてドームのような形になり弛緩《しかん》するのです。

深く呼吸をすればするほど、横隔膜と骨盤底筋の動きも大きくなります。よく知られる腹式呼吸もまた、横隔膜と腹部を利用して、できるだけ深く吐き出すための呼吸法です。

ところで、横隔膜はあばら骨の下を覆っている膜です。肺には筋肉がないため、肺のみでは動きません。そこで重要な役割を果たしているのが横隔膜。横隔膜が上下に動いて胸の内側の圧力を調節して、肺の中に酸素を取り入れる。横隔膜を「呼吸筋」などと呼ぶのもこのためです。

呼吸をするたびに、この横隔膜が上下運動を繰り返しますが、こうした動きが大きいほど、横隔膜周辺の臓器をマッサージする効果が高まり、臓器の運動が活発になります。というのも、横隔膜を隔てて上下には、重要な臓器が存在しているからです。具体的には、横隔膜の上には肺と心臓が、下には胃、肝臓、脾臓があります。息を吸うときには、横隔膜が下がりながら下にある臓器を刺激し、吐くときに上にある臓器を刺激するのです。

もう一つ、呼吸と関わりの深い骨盤底筋は、恥骨《ちこつ》から尾骶骨《びていこつ》にわたる筋肉です。この筋肉は、子宮、膀胱《ぼうこう》、大腸を支えており、尿道、膣、肛門の収縮運動を担っています。横隔膜と骨盤底筋をしっかり使って深い呼吸ができれば、血液循環や新陳代謝が活発になります。実際に二〇分以上腹式呼吸を続けていると、体がポカポカと温まってくるのを感じられるでしょう。こうして体が温まると、体内の生命活動も活性化されるのです。

また、深い呼吸は精神的な安定にもつながります。ヨガをはじめ、心身を同時に鍛える運動法が呼吸を重要視する理由も、まさにここにあるのです。

就寝前に腹式呼吸をすると

さて、深く息を吐くためには、腰を立てて、胸を広げることが大切です。しかしながら多くの人は、腰が曲がった状態で生活しています。

こうした姿勢をとっていると、体内の臓器が互いに押し合い圧迫されて、本来の働きに支障が出る。消化不良が頻繁に起こる人は、こうした臓器の圧迫が原因になっているケースが多々あります。

最近では、長時間にわたって椅子に座ったまま生活する人が多いため、腰の筋肉が弱く、腰を立てること自体が大変だと感じる人も多いようです。こうした生活スタイルの人は、とくに座っている間、意識的に腰を立てる習慣を身につけましょう。

使わない筋肉を使うとエネルギー消費量が増えて、内臓も活性化されるので、一石二鳥の効果が期待できます。

腹式呼吸の重要性と健康上の効果を知らない人はまずいないでしょう。私自身も、患者さんたちに腹式呼吸をおすすめしています。

とはいえ、実際に腹式呼吸を継続して行う人は、けっして多くはありません。ほとんどの人が、腹式呼吸は意外と疲れるという事実に直面して、あきらめてしまうのでしょう。

そのほか、腹式呼吸をすると胸部の圧迫を感じるという人や、決められた順序で呼吸すること自体を面倒くさいと感じる人もいるようです。

しかし、腹式呼吸が習慣化すると、これ以上に効率的な運動はありません。慣れてくれば、どこでも簡単に行えます。多少面倒くさいと感じても、眠る前の一〇分間を腹式呼吸にあてましょう。

あれこれと考え事をせずに呼吸に集中する時間をつくるのは、精神的安定にもつながります。また腹式呼吸は、体を横にした状態で行ってもOKです。

腹式呼吸の方法

①横隔膜をできるだけ下に下げるように、息を鼻から大きく吸い込む。そのとき、お腹を一緒に押し出すイメージで。そのあと呼吸をいったん止める（日頃は使わない筋肉を急に使うことになるので、胸の下がパンパンに張っている感覚があり、痛みを感じることもある）

②三秒以上呼吸を止めたあと、ゆっくり口から吐き出す（横隔膜がもとの位置に戻ったら、腹部と括約筋《かつやくきん》を順に締めていき、首や肩に力が入らないように気をつける）

陰陽の気を整える呼吸法とは

さて、韓方では経絡を重視することは、すでに述べたとおり。そこで、この章の締めとして、子宮と関わりの深い二つの経絡を意識した呼吸法を紹介しましょう。

ポイントとなるのは任脈と督脈と呼ばれる経絡で、いずれも子宮からはじまる代表的な経絡にあたります。

ちなみに、任脈は体の前面、督脈は体の背面を通ります。任脈が口から食道、胃、腸、そして会陰《えいん》（膣口と肛門の間）につながっているのに対して、督脈は脊椎を通って胴体の後ろを貫通します。

任脈は陽の経絡をコントロールし、督脈は陰の経絡をコントロールします。

とくに任脈は女性にとって最も重要な脈のうちの一つで、この経絡が活性化されると子宮が頑丈《がんじょう》になり、下半身の気運もより強まります。

下半身がむくんだり、太ったりしてしまう女性が多い理由は、下半身に沈んだ体液と血液の循環が不充分だからです。

そして上半身の気運を循環させるポンプは心臓ですが、下半身の中心は子宮にあります。下半身に気運を循環させるためには、ホースのような役割を果たす任脈が、詰まることなくスムーズに流れることが必要なのです。

任脈呼吸法

①ラクな姿勢で仰向けになり、片手は胸に置き、もう片方の手はお腹から胸のほうへ、ゆっくりと這《は》わせながら息を吸い込む（図表11）

②胸に置いた手を、再びお腹のほうへと這わせながら下ろし、息を吐き出す。①と②の動きを繰り返し、体内に温かな気運が感じられれば、ゆっくり両腕を左右に広げる

図表11　任脈呼吸法のスタート姿勢

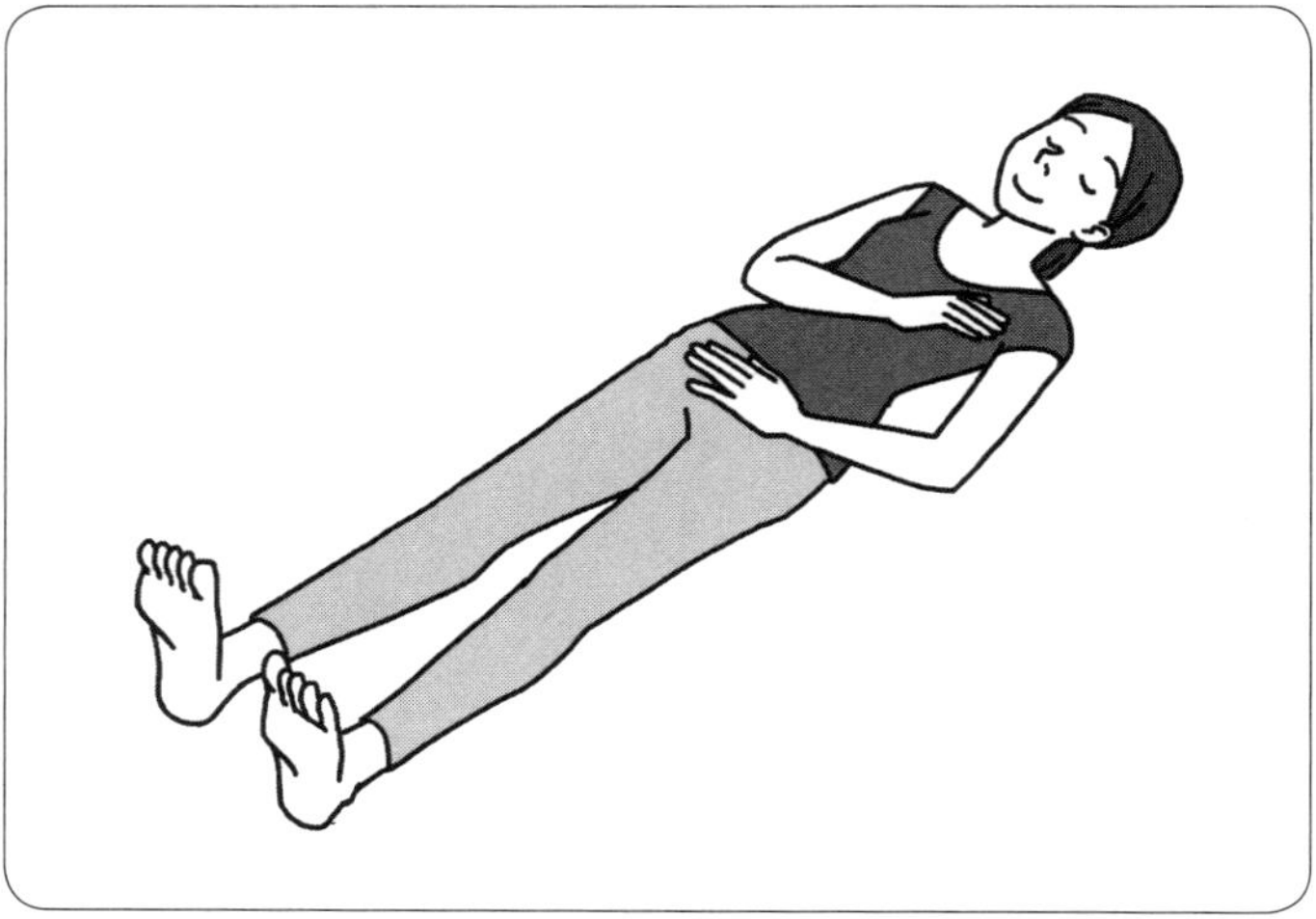

図表12　督脈呼吸法のスタート姿勢

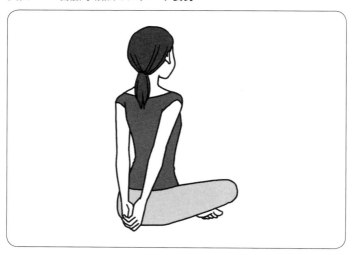

③両脚をまっすぐに伸ばして座ったあと、両手を脚の上に軽く置いたまま、上体を軽く前に倒す
④息を吸いながら上体を起こすと同時に、両手を脚からお腹、胸へと順に這わせながら天井に向かって伸ばす
⑤息を吐くと同時に、腕と上体を前に曲げながらストレッチする

督脈呼吸法

①あぐらをかいた状態で、両手を背中の後ろでしっかりとつかみ、息を大きく吸い込む（図表12）
②おでこが床につくくらいまで上体を前に倒して、つかんだ手を上に上げながら息をゆっくり吐く
③手と上体をもとに戻し、座ったままの姿勢で両方の足の裏をくっつけ、両方の足の指の間に手を置いて息を吸い、上体を前に倒す
④手で足の指の先を引っ張りながら息を吐く

第五章　体のサイクルを使う美容健康法

美と健康のケアは生理周期がカギ

生理は女性の体のメカニズムとして必要なことではありますが、けっして楽しいイベントではありません。一ヵ月のうちの約一週間、一年間に換算すると約三ヵ月を、生理用品とともに、うっとうしい調子で過ごさなくてはいけないわけですから、不便であり、不快でもあるでしょう。

しかし、生理の周期によって変化する女性の体のサイクルを知れば、適切に心身のコンディションを整えたり、効果的な美容ケアを実行できます。

たとえば、女性の肌の状態は日によって変わります。ある日は洗顔もしていないのに肌がきれいに見えたり、また別の日には、前日にパックをしたのに、肌のトーンが暗くて化粧ノリが悪かったり……。

肌に影響を及ぼす要因はさまざまですが、なかでも生理周期が大きく関わっているのです。時期によって肌の水分が不足したり、栄養供給がうまくいかなかったり、また別の時期には、とても敏感な肌になったりします。

そんなコロコロ変わるコンディションでも、生理周期を踏まえたケアさえできれば、明るくきれいな肌を維持できるでしょう。

図表13　生理周期と女性の体のサイクル

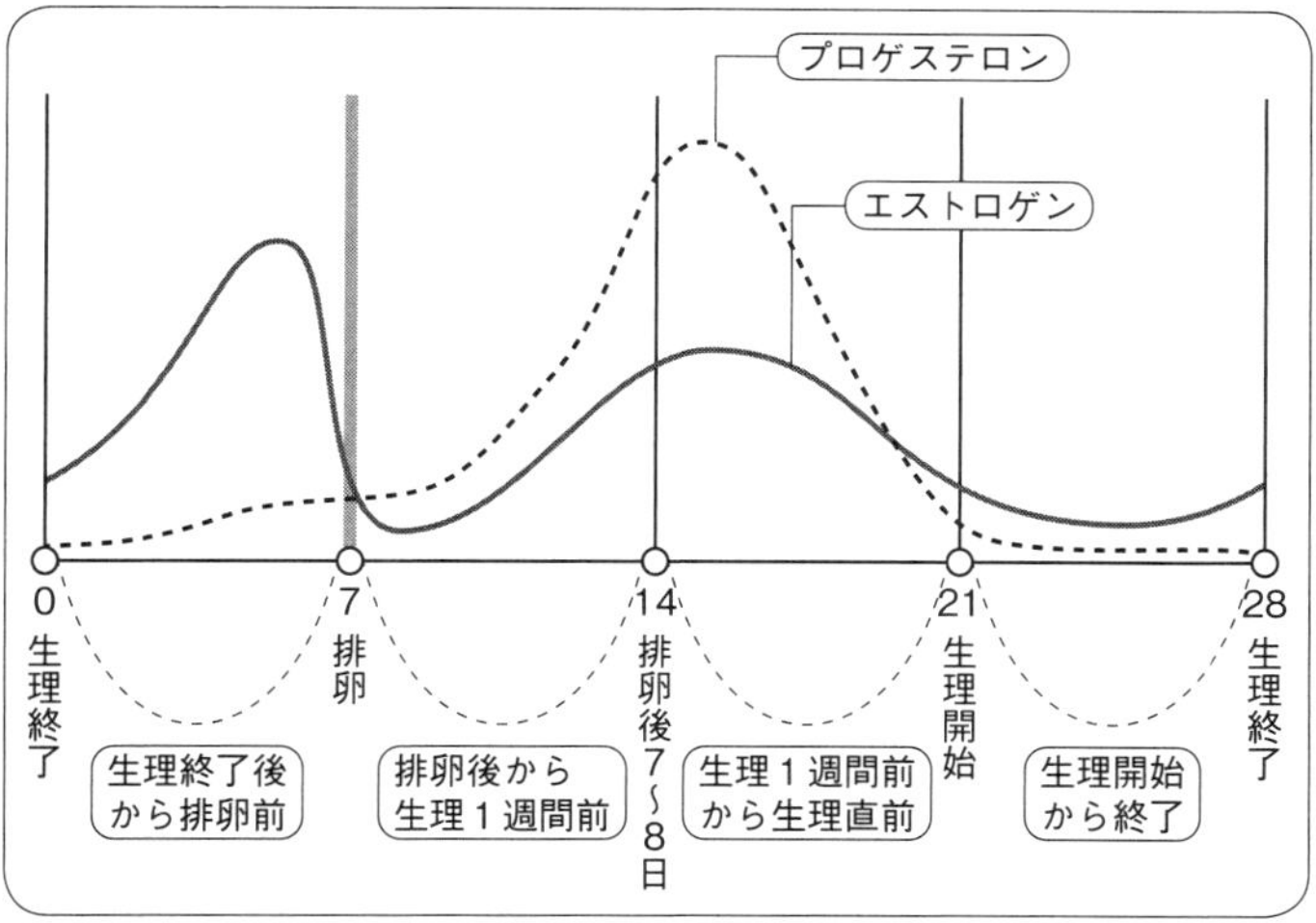

健康や肌の調子、どちらも生理の周期に沿って、好不調を繰り返します。この章では、

- 生理終了後から排卵前まで
- 排卵後から生理一週間前まで
- 生理一週間前から生理直前まで
- 生理開始から終了まで

この四つの時期に分けて、どのように美容・健康をケアすればよいか、具体的に紹介していきます（図表13）。

生理終了後から排卵前までのケア

さて、生理終了から排卵までの期間は約七～一〇日間です。生理が終わり、排卵を迎える安定期。エストロゲンの分泌が活発になり、排卵の準備を徐々にはじめる時期にあたります。

この時期は、性的魅力が最高潮に達する期間。なぜなら、排卵前は子孫づくりのための完璧なパートナーを探すために、自らの魅力をグレードアップさせるように、より女性らしい体へと変わるからです。

また、生理が終わって排卵日が来るまでは、「ダイエットのための黄金期」として知られています。生理期間のむくみがとれて新陳代謝が活発になり、少し運動しただけでも効果が現れます。

とくに生理が終わった直後から一〇日間程度は、たくさん食べているにもかかわらず、痩《や》せてしまうことすらあるほど。個人差はあるにせよ、ダイエットには最適です。

しかし、単純に「ダイエット週間」とだけ考えるのはもったいない。なぜなら、この時期の女性の体は再構成の段階にあるからです。

言ってみれば、「出産後の縮小版」の状態。生理後から排卵前までの日数を活用して、自身の健康レベルを高めておけば、それから先、より快適に過ごせるようになります。

そして、肌コンディションも一番よい時期です。エストロゲンの分泌が増えて、女性ホルモンが安定し、肌トラブルなども落ち着きます。また、血色がよくなり、肌ツヤもきれいに見えます。

あまり気を使わなくても肌の状態がどんどんよくなるので、特別なケアは不要だと考えがちですが、この時期こそ、何を与えてもどんどん吸収するので、パックや栄養クリームなどを活用して、ハリのあるみずみずしい肌づくりにトライしましょう。

骨盤に歪みがあると

ところで、女性の骨盤は男性の骨盤とは大きく異なりますが、一番の違いは、生理のサイクルに応じて、女性の骨盤が開いたり閉じたりを繰り返すことです。

具体的には、生理の期間は老廃物をスムーズに排出するために最大限に開き、生理が終わると排卵前まで徐々に閉じていきます。

生理後から排卵期までは、開いた骨盤をもとの位置に戻す期間。この時期に正しくない姿勢や、悪い習慣を繰り返していると、骨盤が歪《ゆが》みやすくなってしまいます。

こうして骨盤が歪むと、お尻が非対称になったり、ボディラインが崩れたりするだけでなく、リンパ液や血液の流れを妨げてしまいます。

その結果、下半身がむくみやすくなり、太ってしまうことも少なくありません。とくに、太ももの内側やお尻に贅肉《ぜいにく》がつきやすい人は、骨盤が歪んでいる可能性が考えられます。

たとえば、脚を組んで座ったり、片方の肩だけにバッグをかけたり、あぐらをかいて座ったりする習慣はありませんか？　こうした無意識の行動が骨盤の歪む原因になるのです。骨盤が歪んだ状態を放置していると、脊椎や首の骨も次第に歪んでしまいます。

そして、ひどい場合は体の中心がずれてしまい、左右の腕の長さが変わってしまったり、脊椎が曲がって、椎間板《ついかんばん》ヘルニアなどが発症したりすることもあります。

また、骨盤が歪むと歩き方にもクセが生じて、O脚やX脚の原因になります。

骨盤の歪みは、日々の正しい姿勢と規則的なストレッチで、ある程度は予防できます。歩くときや座るときには、正しい姿勢をキープするように心がけましょう。

とはいえ、いくら正しい姿勢だとしても、ずっと同じ姿勢のままでいるのはNG。長くても一時間以内にとどめましょう。

たとえば、デスクワークなど、長時間座り続ける場合には、一時間ごとに伸びをするなど、簡単なストレッチを行ってください。

骨盤の歪みチェック

- □ まっすぐ立ったときに、お尻の左右の高さが違う
- □ かかと部分が、片方の靴だけ早くすり減り、すり減る形も左右で違う
- □ 横になって両腕両脚の長さを測ると、かなり左右差がある
- □ 生理痛や冷え性がひどい

□ブラジャーの肩ひもが片方だけよくずれる
□肩こりが片方だけひどい
□ガニ股、または内股で歩く
□普段からハイヒールをよく履く
□脚を組んで座るほうがラクだ
□子供をいつも片方の腕だけで抱っこする
□信号待ちや列などに並ぶとき、片脚に重心をかけて立つことが多い
□スカートを穿くと、一方にだけスカートがまわってしまう
□脚を閉じて座ると、ヒザが自然と広がる
□ショルダーバッグはつねに、左右の肩のどちらか一方にかけている
□長い時間立っていると、ほかの人に比べて早く疲労を感じてしまう
□両方の眉毛の高さの違いが激しい
□横から見たとき、下腹が極端に出ている

※七つ以上該当する場合は、骨盤と股《こ》関節《かんせつ》が歪んでいる可能性が高いので、日頃から正しい姿勢と、続いて紹介する骨盤矯《きょう》正《せい》体操を心がけましょう。

骨盤を矯正する五つの体操

骨盤が歪んでいることがわかっても、落ち込む必要はありません。ストレッチと骨盤まわりの運動をコツコツ行えば、正常な骨盤に戻せます。出産後、以前のような体型を取り戻した女優たちも、骨盤を中心に運動を行って体型を整えたのです。

ちょっとしたひまを見つけて、こまめに行うようにしましょう。

正座の姿勢で骨盤のストレッチ

広がってしまった骨盤をもとに戻すストレッチです。

①正座をして、両ヒザと両胸の位置を揃えるようにし、息を吸いながら上体をゆっくり丸める（お尻が浮かないように注意して、正座ができない場合は、お尻の下にクッションや枕を敷いて行う）

②上体を丸めながら、胸でヒザを押して息を吐き出す

床に横になってお尻のシェイプアップ

骨盤とお尻の筋肉を強化する動きで、横になりながらラクに行えます。

①仰向けになってヒザを立て、足先は骨盤の幅に広げるようにする（ヒザが開いてしまうと効果がないので注意）

②お腹とお尻を引き締めるよう意識して力を入れつつ、お尻を高く引き上げる（お尻を上げすぎて腰が曲がらないように注意）
③この姿勢を一〇秒キープして、もとの姿勢に戻る

横になってヒザに力を集中するストレッチ

産後の数週間など、骨盤に力が入りにくくなる時期があります。そんなときは無理をせず、体調に合わせて行いましょう。

①仰向けになってヒザを立て、脚は骨盤の幅に広げるようにする
②ヒザの間に枕やクッションを挟んで、ヒザの内側に向かって力を集中し、両手は力を抜いて骨盤の横に置く
③二〇〜三〇回繰り返す

横になって両脚を持ち上げるストレッチ

括約筋を引き締めてヒップラインを整え、骨盤の筋肉を強化する運動です。

①両手をおでこの下に入れてうつ伏せになり、お尻を引き締めるように力を入れる
②①の姿勢でお腹に力を入れて、両脚をゆっくりと上げて一〇秒キープし、もとの姿勢に戻る（お腹とお尻の力で脚を引き上げて、上体には力が入らないように注意）

座って腰をねじるストレッチ

歪んだ骨盤と姿勢を正してくれる運動です。

①あぐらをかいて右足を後ろにたたみ、このとき両手は頭の後ろで組み、両方のお尻ができるだけ床から離れないようにする

②上体と視線は左に向け、反対側も同様に行う

子宮をしっかり温める座燻とは

「女性の下腹部疾病は、すべて冷気によって起こるため、当然、燻蒸《くんじょう》をしなければならない」——これは前述した『東医宝鑑《トンイボガム》』に記録されている一節です。

燻蒸とは、現在行われている座燻《ざくん》療法に該当し、薬材を熱いお湯に入れて、その湯気を生殖器にあてる婦人科の治療法です。

子宮と肛門に温かい気運を送ることで、殺菌と消炎の効果をもたらします。同時に、血液循環も助けてくれるので、子宮の瘀血も解消します。

具体的には、とくに膣炎や生理不順に悩む女性に有効です。

座燻療法は韓方医院で専門的に受けられますが、家庭でも簡単に実践できます。陶磁器のような筒のなかに、薬材をゆでたお湯を入れて、その上に座ればＯＫです。

この療法によく使われる薬材はヨモギ。ヨモギには、血液循環を促進させて、下腹部を温めて、不必要な湿気を追い出す作用があります。

座燻療法は一回につき一五〜二〇分が適当です。一週間に三回程度行うのがちょうどいいでしょう。

座燻後に湿気が残っているとよくないので、タオルで水気をふきとるか、ドライヤーで乾かしましょう。生理が終わってから排卵前までに行うのがベストです。

有酸素運動より筋トレがいい理由

また、生理終了後から排卵を迎えるこの期間は、運動すればするほど痩せられます。前述どおり、ダイエットをするにはベストな時期。体調もよく、活動するパワーもみなぎっています。

どんな運動を行っても体が応えてくれるので、モチベーションが上がりやすいのもよい点です。

とくに生理期間中は運動をするのが難しく、その分だけ太りやすいので、この時期に意欲的に体を動かして、生理期間中にため込んだ脂肪を燃焼させるといいでしょう。

ただし女性の場合、運動というとウォーキングやジョギングといった有酸素運動に限定しがちですが、この時期に体が必要とするのは筋トレです。

ただでさえ、女性は筋肉量が少ないのですが、その中でも、お腹、太もも、お尻など、子宮を覆う部位が筋肉で鍛えられている人は、まずお目にかかりません。

しかしながら、体の冷えを防ぐためには、子宮を覆っている部位に筋肉をつけることが非常に大切です。

また、女性は生理の時期を境に骨と関節が大きく動くため、ケガをしやすくなります。筋肉の強化は、予期せぬケガの予防や、関節の保護にもつながります。

そして筋トレは、より安全で効率的に運動をこなせる体づくりにもなるので、結果的には、有酸素運動を行うにあたってもプラスに働くでしょう。

具体的な筋トレの方法については第四章を参考にしてください。

排卵後から生理一週間前までのケア

続いて、排卵後から生理開始一週間前までの期間について見ていきましょう。

この期間は、生理周期の個人差にもよりますが、五〜七日程度です。そして、排卵後に卵子が生きていられる期間は、わずか一〜二日ほど。この間に精子と出会うことができた場合のみ受精が可能です。そして、受精卵が無事に子宮に到達して子宮内膜に着床《ちゃくしょう》すれば、めでたく妊娠となります。

卵巣から子宮に到達するまでにかかる時間は約七〜一〇日程度で、この時期を過ぎないと妊娠したかどうかを判断することはできません。妊娠検査薬を使用するときは、性交渉から二週間経ってからと言われるのもこのためです。

排卵後から生理前までは、子宮は「赤ちゃんの部屋」づくりのために、子宮内のリフォームをはじめます。

まずは、子宮内膜を厚くするために、体内に入ってきた栄養分とエネルギーを蓄積しようとする働きが強くなり、食欲が増す一方で、カロリーの消費量は減少します。

また、排卵以降は、基礎体温が若干《じゃっかん》上昇した状態が持続する高温期に入ります。排卵後から生理開始一週間前までは、高温期の前半にあたり、体調はさほど悪くなりません。

しかし、すでに子宮は妊娠の準備をはじめています。妊娠していなくても、この時期をどのように過ごすかによって、生理期間の痛みや不調が左右されます。

はじめの頃は女性ホルモンが安定的に分泌されますが、だんだんと分泌量が減少しはじめて、肌の調子も不安定になります。

韓医学的に言えば、体内の血や津液《しんえき》が子宮に集中する時期なので、相対的に、子宮以外の部位は、少しずつ血液循環や新陳代謝が悪くなってしまうのです。

その結果、肌に栄養分が行きわたらなくなり、肌に蓄積した老廃物も排出しづらくなる。そして、次第に顔色はくすみ、角質層も厚くなってしまいます。

肌の力が衰えて、老廃物がたまりやすい状態に突入するこの時期、やるべきことは大きく二つ。一つはシミの原因となる紫外線を避けるため、入念に日焼け止めを塗《ぬ》ること。もう一つは角質ケアに力を注ぐことです。

方法としては、スチームタオルを利用して、老廃物を除去します。角質ケアをしたあとは、十分な保湿と栄養供給を心がけましょう。

スチームタオル角質ケア法

①熱いお湯でタオルを濡らし、軽く絞って、そのタオルを二分程度電子レンジにかける
②一〇～一五分程度、熱いタオルを顔に載せて蒸らす
③毛穴が開いた状態で、古い角質を柔らかい布で除去する
④冷水または氷水で顔を洗って、毛穴を引き締める

ワカメはきれいな血液をつくる

では、食事に関しては、どのようなことに気をつければよいのでしょうか。

「私が食べるものが私自身である」という言葉があります。これは、自分の口にするものが

自分の体のすべてを構成するという事実に基づいています。

私たちの体内では、つねに新しい細胞が生まれる一方、役目を終えた細胞が死んでいきます。数ヵ月単位で、体の多くの細胞は新しい細胞に入れ替わりますが、その際の材料は、自分が食べたり飲んだりしたもの。

ですから、お腹が空いたからといって、ジャンクフードや化学調味料たっぷりのインスタント食品ばかりを食べていてはよくありません。丈夫で美しい建物を建てるためには、材料そのものを厳選しなくてはいけないのと同じ理屈です。

通常、排卵後は食欲が増して、高カロリーな食べ物に対する欲求が高まります。妊娠に備えて子宮内膜を厚くするためには、たくさんのエネルギーを蓄積しなければならないので、食欲が増すのはとても自然な現象です。

ここで重要なのは、体内に取り入れたカロリーの多くがそのまま蓄えられるということ。逆に言えば、この時期は消費カロリーは減ってしまいます。自分が食べたものが体内にとどまって、体に影響を与える時期だという点を頭に入れておきましょう。

ということは、数ヵ月後に細胞が新しく生成される時期を待たずとも、この時期に体によくないものを食べていると、およそ二週間後の生理のときに影響が出るということです。

外食やコンビニ弁当といった食事を避けて、添加物など余計なものが入っていない家庭料理が理想的なのですが、カロリー控えめな食事を心がけましょう。ご飯や汁物、そして簡単なおかずといった質素な献立こそ、体にとてもよいのです。

さらに、子宮に気運を与えて、きれいな血液の生成を助けてくれる食材を積極的に食べるようにすれば完璧です。

たとえば、第四章でも紹介しましたが、ワカメはきれいな新しい血液をつくるのにピッタリの食材。ワカメは食物繊維が豊富で、低カロリーでありながら満腹感が得られます。代表的なダイエット食材の一つでもあります。

そのワカメを活用した料理で一番ポピュラーなのはワカメスープやワカメの酢の物。ワカメスープには、陰性体質の人は牛肉や鶏肉を、陽性体質の人は貝類をプラスするといいでしょう。

ワカメスープ

〈材料〉乾燥ワカメひとつかみ、おろしニンニク大さじ二分の一、塩大さじ二分の一、しょうゆ大さじ一、ゴマ油少々、体質によって牛肉や魚介類を選んで使用、煮干し七～八匹、昆布五センチ角一枚、水四カップ

①乾燥ワカメを水（分量外）に二〇～三〇分浸けて戻す

②その間に昆布と煮干しと水を鍋に入れて、沸騰させて出汁《だし》をとる

③戻したワカメを手で揉《も》んできれいに洗う
④牛肉（または魚介類）を鍋に入れてゴマ油で炒《いた》める
⑤材料に半分程度火が通ったらワカメを入れてさらに炒めたあと、塩、しょうゆ、おろしニンニクで、ある程度味つけする
⑥②の出汁を入れてもう一度沸騰させ、アクが出たら取り除き、味が薄ければしょうゆ（分量外）で味を調える

ワカメの酢の物

〈材料〉乾燥ワカメ八〇グラム（戻した状態で）、キュウリ少量、大根少量（好みでほかの生野菜を入れてもＯＫ）
〈味つけ用の調味料〉お酢大さじ一、砂糖六グラム、塩一グラム
①乾燥ワカメを水（分量外）に二〇〜三〇分浸けて戻し、さっとゆでて水で洗っておく
②ワカメを四センチの長さに切り、キュウリと大根はせん切りにする
③味つけ用の調味料をすべて合わせて、砂糖と塩が完全に溶けるまでかき混ぜる
④ボウルにワカメと野菜を入れて、調味料で和えたあと、適宜《てきぎ》ゴマ（分量外）を振る（野菜は好みで量を調節）

リフレッシュ&リラックスが大事

また排卵後から生理の開始までは、先に述べたとおり、子宮という「赤ちゃんの部屋」づくりのために、体のエネルギーと血を子宮に集中させる時期なので、相対的にほかの器官の機能が鈍くなります。

こうした体の変化により、だるさや疲れも感じやすくなります。そのほかにも、消化不良や便秘《べんぴ》を起こしたり、関節などが痛くなったりします。

また、月経前症候群（ＰＭＳ）がひどい人は、この頃から全身が痛くなったり、神経が過敏になったりしますが、ほとんどの女性の場合、「体調がよくないな」という程度の認識で終わらせてしまいます。

しかし、この時期に機能が低下しがちなところこそ、日頃から弱っている、あるいは体質的に弱い部位なので、日頃から、しっかりケアをしましょう。

たとえば、その器官に関連するよい食べ物を摂る、その器官を活性化させるようなストレッチや経絡マッサージをするなど、できそうなことから試してみてください。

そのほか、この期間は気持ちが沈みがちで、負の感情を抱きやすくなります。女性ホルモンの変化が大きいため、身体的な不調だけでなく、精神的にも影響が現れるのです。

通常、憂うつな感情に襲われたとしても、およそ二〜三日経つと元に戻るのが普通ですが、この時期に外的ストレスが重なると、うつ病に発展することもありえます。そうならないためには、精神的に萎縮しないよう、意識的に気分転換の時間を設けることが大切です。

たとえば最近人気が高い健康法の一つに、アロマテラピーがあります。さまざまな植物から抽出《ちゅうしゅつ》したエッセンシャルオイルを利用して、多様な症状を緩和してくれます。

欧米では、かなり前からエッセンシャルオイルの効果が認められており、医療機関でも病気を治療する際の代替医療として、積極的に取り入れられています。

近年では韓国の医療機関でも、臨床研究として、高血圧患者、リウマチ関節炎患者、産後うつ病患者などに、アロマテラピーを活用するケースが増えてきました。

たとえば、気力が低下した慢性疲労には、ペパーミント、レモンティーツリー（葉がレモンの香りを持つ植物）、マンダリンオレンジのようなさわやかな香りのオイルが効果的です。熱いお湯に一〜二滴垂《た》らして使用したり、経絡に塗ってマッサージをしたりするのもいいでしょう。

慢性的なうつ病や無気力症がひどい状態にあり、それすら行うのが難しいのであれば、乾いたタオルにオイルを一滴垂らして、その香りをかぐだけでも効果を感じられます。無気力なときは、マンダリンオレンジのオイルを使うと効果的です。

また、レモンティーツリーは免疫力を高めて、新陳代謝もアップ。そのほか、疲労を感じているときは、ペパーミントの香りをかぐと、力が湧いて脳もスッキリします。

ただし、エッセンシャルオイルの効果を確実に感じるためには、純度一〇〇パーセントの天然のものを使用すること。近頃ではアロマテラピーが普及して、人気もさらに高まっているために、香りだけを添加したオイルや、アルコールを混ぜたオイルもたくさん出まわっているので注意しましょう。純度が低い、または偽物《にせもの》の成分が混ざったものを使うと、効果が劇的に落ちてしまいます。

また、大量のオイルを使用すれば、それだけ高い効果を得られるわけではありません。効果を実感したいあまりに、一度にたくさん使うことは避けましょう。

生理一週間前から生理直前までは

さて、生理がはじまる一週間前ぐらいになると、体調はどのように変化するのでしょうか。

まず、食べ物に対する欲求が爆発します。女性は生理が近づくと、そのほかの時期とは比較にならないほど食欲が高まるのです。

中でも、日常的にストレスがたまっていて、ついつい体によくない食べ物を食べている人ほど、暴飲暴食の傾向が強まります。事実、私は仕事柄、この時期のそうした女性をたくさん見てきました。

では、どうしてこの時期に食欲が高まるのでしょうか。それは、何らかの理由で子宮の機能が低下していて、十分に子宮内膜を厚くできないためです。

また、便秘や消化不良になるなど、消化・吸収や排泄のコンディションも最悪です。

食欲が増加するこの時期に食事時間が長くなると、それだけ暴食する可能性が高くなります。しかも、体内の臓器の機能は鈍《にぶ》りがちなので、既存の量を食べているだけでも、消化不良が起こりやすいのです。

こうした点を踏まえると、この時期は一日三食よりも、一食の量を減らして、その代わり一日六食ぐらいのつもりで、こまめに食べるほうがいいでしょう。もちろん六食すべて、きちんとした食事を用意する必要はありません。既存の三食の量を減らして、間食を摂るのが理想です。

食べるべきメニューは、前の週と比べて大きくは違いません。生理痛を抑えるためには、この時期は肉や天ぷらなど脂っこいものは控え、魚介類などを中心に食べることをおすすめします。一七四ページ～で紹介した、ワカメを積極的に摂るのもいいでしょう。

そのほか、ヨモギのように子宮の血液供給を助けたり、瘀血の解消に効果的な薬材を活用するのもいいでしょう。ヨモギはお茶にして飲んだり、食べ物に混ぜたりして摂取できます。

食欲以外の変化としては、子宮を包み込む骨盤が徐々に開くにしたがって、関節の痛みを感じたり、その痛みがさらに悪化したりします。これらの対策としては、軽い運動とストレッチ、あるいはマッサージで血液循環をよくしましょう。

また、月経前症候群が現れて、ささいなことに対して神経過敏に反応してしまいます。こうした不調は、女性ホルモンの量が急激に低下することで起こる現象です。

まるで、子宮という「赤ちゃんの部屋」づくりに集中するあまり、それ以外の部位はどうなってもいいという判断に基づいて、体が動いているように感じられる時期です。

そのほか肌が一番敏感になり、トラブルが起こりやすく、顔と脚がパンパンにむくんだり、かさつきがひどくなったりします。ですから、肌にあまり刺激を与えないように注意しなくてはいけません。

また、テストステロンというホルモンが分泌されて、皮脂《ひし》分泌が多くなります。ニキビがひどくなり吹き出物ができるのはもちろんのこと、体の抵抗力も低下します。顔がむくんだり、肌がかさついたりするのも、このホルモンの働きによるものです。

皮脂分泌が多いので、洗顔はこまめに、入念に行いましょう。そして、化粧品の使用を最小限に抑えること。ただし、海藻パックは皮脂分泌の調整にも役立つのでＯＫです。

手軽でヘルシーな間食メニューを

では、生理前の一週間は、どのような間食を摂るのがよいのでしょうか。ここでは、ナッツとヨモギ（一一七ページ〜）を使ったおすすめのメニューを二つ紹介しましょう。

ナッツ類は、手軽に食べられて、カロリーがあり、栄養的にもすぐれた食品の一つ。アーモンド、クルミ、落花生などのナッツ類を、食事と食事の間、あるいは食欲が湧いたときに、ひとつまみ食べるといいでしょう。

このときに気をつけて欲しいのは、塩味のついたものは避けること。ナッツ製品は塩味のものが多いので、選ぶときに注意してください。

ナッツバー

〈材料〉好みのミューズリー（焼いたもの、塩分入りでないもの）、ナッツ類、ドライフルーツ計四五〇グラム、バター一三〇グラム、ハチミツ大さじ五、水あめ半カップ、桂皮《けいひ》の粉大さじ一

①ナッツ類を袋に入れて、砕いて適当な大きさにする

②フライパンに油を引かずに、ナッツ類を入れて五分程度炒める

③違うフライパンにバターとハチミツを入れて中火で溶かし、バターが全部溶けたら水あめを入れて、ヘラで混ぜながら温める
④③に②で炒めておいたナッツ類と、ミューズリー、ドライフルーツ、桂皮の粉を入れてよく混ぜる
⑤均等に混ぜたら火を消して、平たいバットやガラスの器に入れて、室温で固める（このとき、バットや器の内側にバター（分量外）を薄く塗っておくと、あとで取り出しやすい）
⑥三分の二以上が固まったら、器から取り出して適当な大きさに切る
　保存方法としては、密封して冷凍保存しましょう。一度にたくさんつくって、一つずつ小分けにして包んでおけば、食べたいときに食べやすいでしょう。牛乳と一緒に食べれば食事の代わりにもなります。

ヨモギもち

〈材料〉塩大さじ一を入れたもち米粉二〇〇グラム、ヨモギの粉三〇グラム、砂糖三〇グラム、軽くゆでた黒豆半カップ、松の実大さじ一、細かく刻んだクルミ大さじ二、乾燥させたナツメ少々（干しイモ、干したカボチャ、ドライフルーツなどがあれば入れてもＯＫ）
①もち米粉とヨモギの粉をよく混ぜる
②スプーンで水を少しずつ入れながら、手でひとかたまりになる程度にこねる

③黒豆、ナッツ類、ナツメ、ドライフルーツなどを入れて、さらにこねる
④蒸し器を用意して、蒸し布を敷く
⑤布に砂糖をまんべんなく振りかけて、油を少し塗る
⑥もちを適当な大きさにちぎって分けて、蒸し器に入れ、ふたを閉める前に、余った砂糖を上から振りかける
⑦強火で二五分程度蒸し、油を塗った四角い容器に、蒸し上がったもちを入れて強く押す
⑧あら熱をとったら、冷凍庫に入れて二〇分間ほど冷やす
⑨冷えたもちを取り出して、食べやすい大きさに切る（このとき包丁をラップでくるんだあと、軽く油を塗っておくと切りやすい）

保存方法としては、一つずつラップに包み冷凍保存しましょう。食べる数時間前に冷凍庫から取り出して室温で解凍しておくと、弾力のある食感を楽しめます。

朝五分——四つの簡単ストレッチ

生理がはじまるまでの一週間という時期は、無理な運動は体力の消耗が激しく、体に対する弊害のほうが大きく出てしまいます。激しい運動は避けて、ストレッチ中心の軽い運動を行うのが適当でしょう。

図表14　朝5分——4つの簡単ストレッチ

太ももの裏側と腰の筋肉をほぐすストレッチ

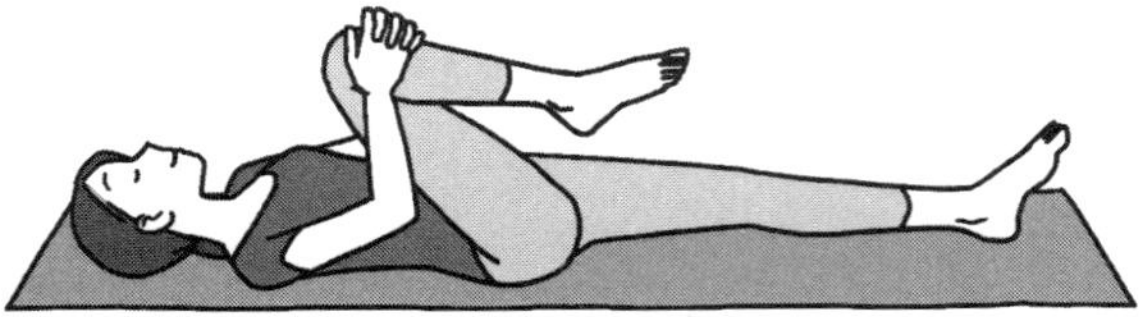

脊椎とお尻をほぐすストレッチ

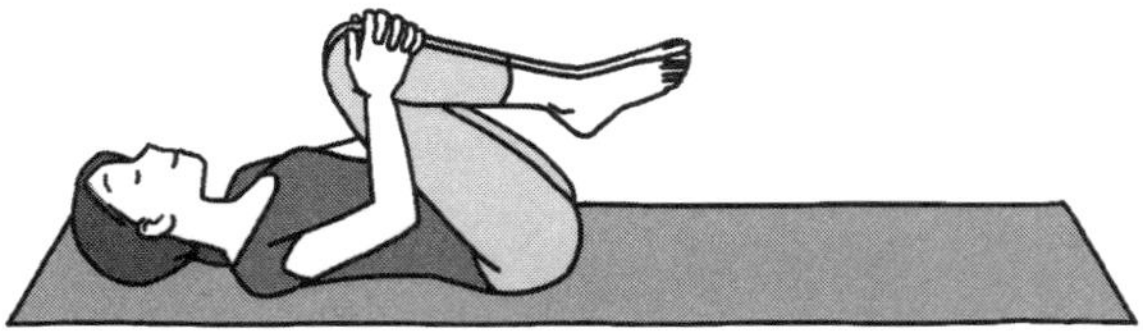

骨盤とふくらはぎの内側をほぐすストレッチ

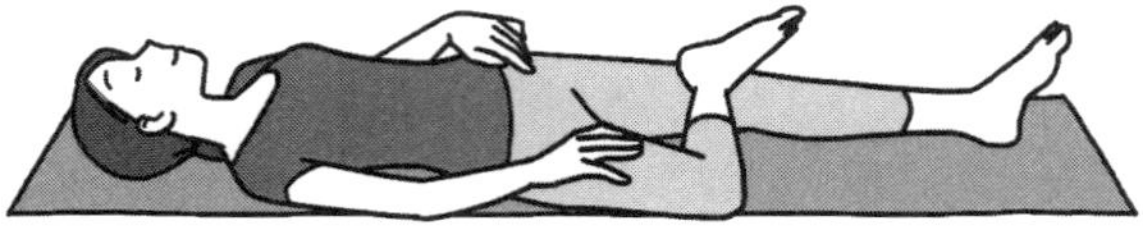

太もも・お尻・脊椎をほぐすストレッチ

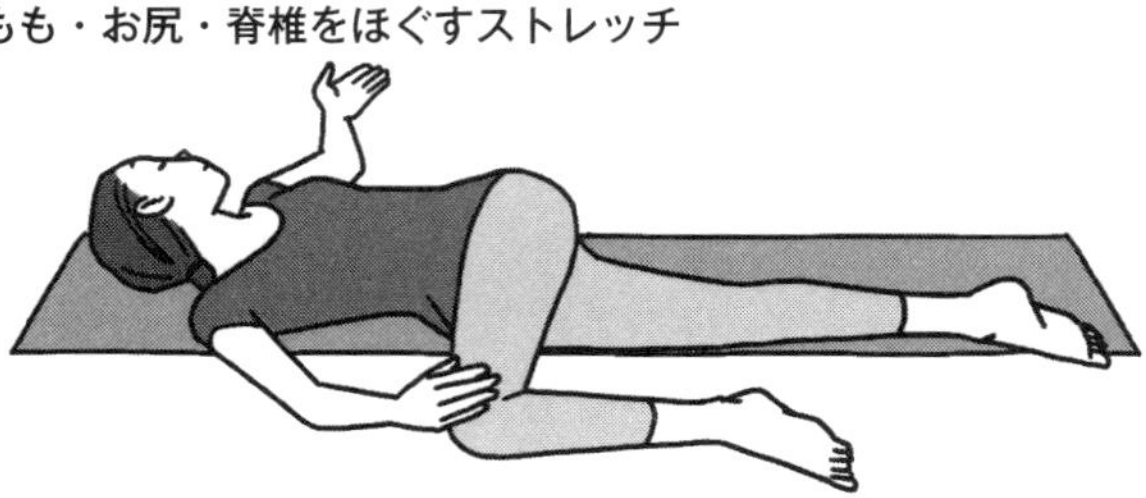

ダイエットをするならば、体重の数字については一喜一憂せずに、暴食しないことに気をつける程度にしましょう。

とりわけ、起床時には全身が重たかったり、だるさを感じたりします。なぜなら、朝方は血液の循環が滞りがちだからです。

そんなときには、起床前に体を横たえたまま、ストレッチを行いましょう。固まった筋肉をほぐせば、血液の循環が促進されて、体調回復が望めます（図表14）。

太ももの裏側と腰の筋肉をほぐすストレッチ

①片方の脚を曲げて両手でヒザをつかむ
②息を吐きながらヒザを胸のほうに近づけて、二〇秒キープ
③左右二回ずつ繰り返す

これらのような単純な動きほど姿勢が崩れやすいので、脚を引っ張る際は、反対の脚ができるだけ動かないように注意しましょう。

脊椎とお尻をほぐすストレッチ

①両脚を曲げて両手でヒザを抱え込む
②息を吐きながらゆっくり胸のほうに近づけて、そのまま二〇秒キープ

③三回繰り返す

骨盤とふくらはぎの内側をほぐすストレッチ

①片方のヒザを曲げて、足首を反対の太ももにひっかける
②まっすぐ伸びた脚のほうの骨盤は手で押して、曲げた脚のほうの太ももは、内側をじっくりと押して二〇秒キープ
③左右二回ずつ繰り返す
太ももと骨盤が引っ張られていることを感じられる程度にキープするのがポイントです。

太もも・お尻・脊椎をほぐすストレッチ

①仰向けの状態で腕を横に広げ、片方のヒザを曲げて上げたあと、反対側にそのまま倒す
②ヒザが床から浮かないように、倒したほうの手で押さえ、顔は反対側に向けて二〇秒キープ
③左右二回ずつ繰り返す
体が伸びた状態をキープしながら、肩が浮かないように注意しましょう。

顔のむくみを解消する五つのツボ

また、生理が近づくにつれて、血液循環や新陳代謝がスムーズに行われなくなり、体内の

図表15　顔のむくみを解消するツボ

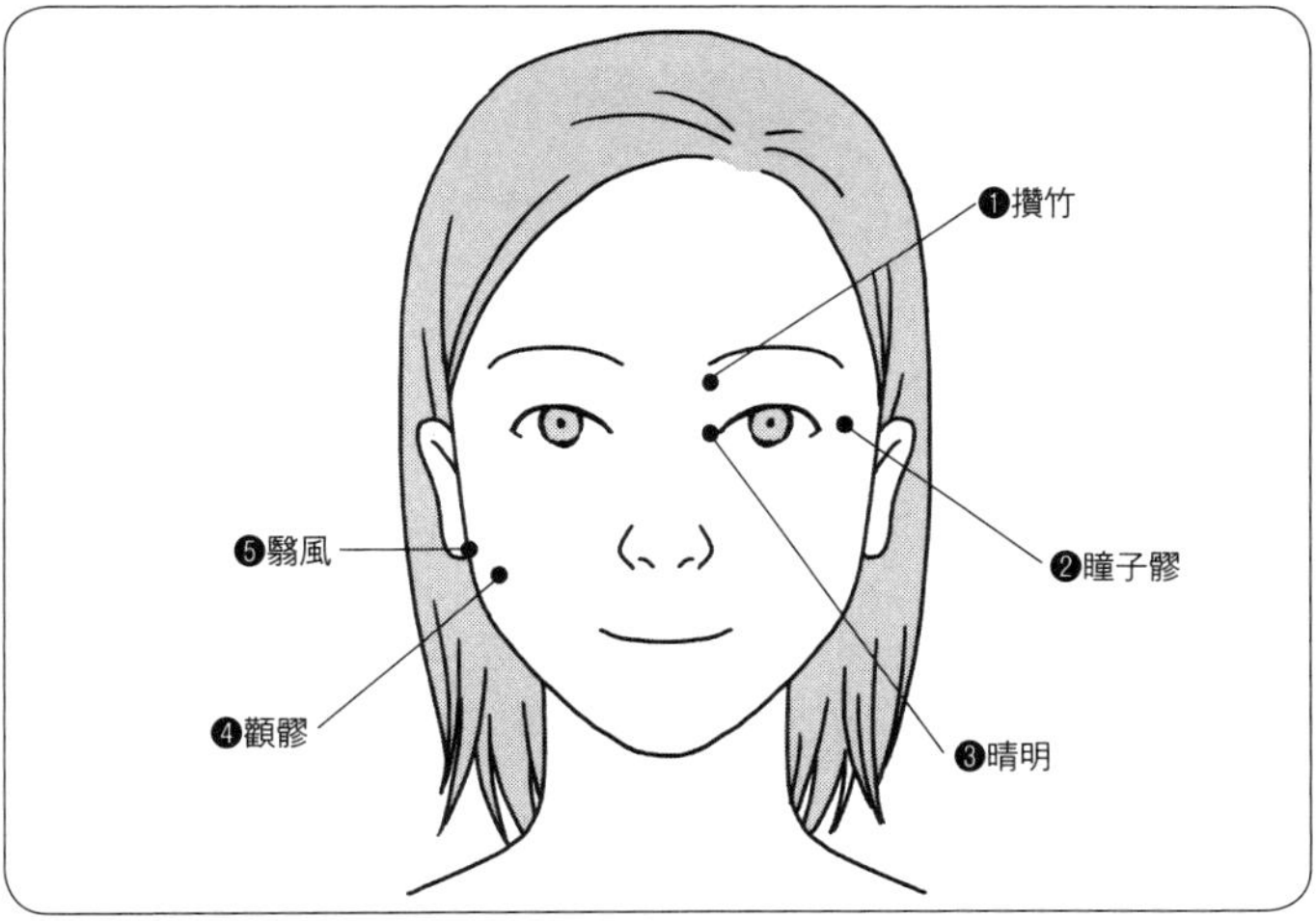

老廃物も排出されにくくなります。

老廃物が排出されずにたまってしまうと、顔はむくみやすく、目の下には真っ黒いクマができてしまいがちです。

こうした状態を放っておくと、どんどん老廃物がたまるばかりで、目の下に脂肪がたまったり、頬骨《ほおぼね》のあたりが分厚くなってしまいます。

普段から、顔がむくんでいるなと気づいたら、その場で顔のおもなツボを押しましょう。詰まった気血が通ってむくみが引くだけでなく、たまっていた老廃物も少しずつ排出できます。コツコツと地道に行えば、スッキリした小顔になります。

では、明るく元気な顔をつくるための代表的なツボを五つご紹介しましょう（図表15）。

❶攅竹《さんちく》……眉毛の内端のへこんだ部分。指で軽く押すと、むくみや疲労など、目に関連した症状を改善する効果が期待できます。
❷瞳子髎《どうしりょう》……目尻から指一本分離れたへこんだところ。指で押して上下に動かすと、頭痛や目のまわりのシワを改善してくれます。
❸晴明《せいめい》……目頭のへこんだところ。指で押して上下に動かすと、疲れ目や顔面けいれんなどに効果があります。
❹顴髎《けんりょう》……頬骨の下の部分。指で押しながら上に上げたとき痛みを感じる場所です。たるみがちな皮膚を引き上げるための筋肉を刺激します。額と目の下のシワ改善に効果があります。
❺翳風《えいふう》……耳たぶの裏側の突出した骨の手前のくぼんだところ。ここを指先で押すとチクッと痛むでしょう。ここを刺激すると、頬のむくみ、歯痛《しつう》、首と肩のこりを改善する効果があります。

耳マッサージで全身を刺激すると

顔ツボのほかに、もう一つおすすめしたいのが耳マッサージです。

耳には体の各部位に呼応するさまざまな経穴が存在します。耳マッサージを行い経穴を刺激すると、該当する部位が活性化されます。

むくみは、おもに新陳代謝や血液循環の障害により起こるため、耳を刺激し、体全体を活性化させることが、むくみ軽減につながるのです。

マッサージをはじめるときは、ヒジを軽く広げ、視線は遠く水平線を見るイメージで行いましょう。一九〇ページのイラストにあるとおりに刺激していきます。

五分もかからず終わるうえ、方法も簡単。一度はじめたら途中でやめずに、二〜三回繰返して刺激すると、さらに効果的です（図表16）。

①まずはウォーミングアップとして、耳の上から耳たぶまで、親指や人差し指を使って、ながら循環を促進する

②耳全体を刺激して循環をさらに促すため、親指と人差し指を使って、耳の上から耳たぶまで細かく押す

③耳の折れた部分は内臓器官と関連する血が集まっている場所なので、耳をイラストのように折って内臓器官を刺激し、強く押して内臓器官の詰まりを解消する

④綿棒などで耳殻《じかく》の内側にある腎臓のツボを押して、水分を抜く

⑤耳たぶを軽くつかみ、下方向に、若干後ろ気味に引っ張り、むくみを解消

⑥耳たぶは、額、目、頬、アゴなど、おもに顔のツボが集中している場所なので、指先を利

図表16　耳マッサージ

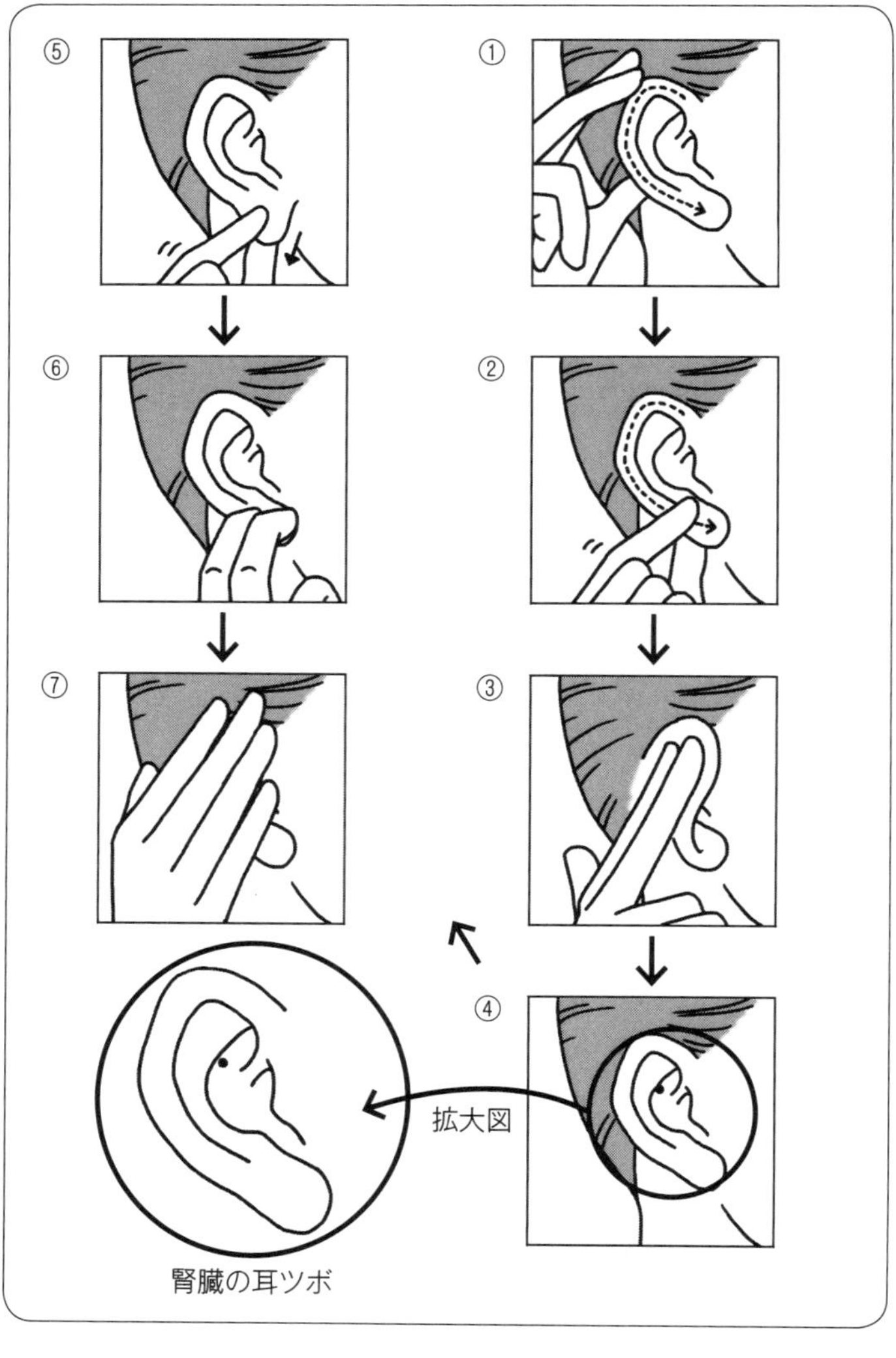

用して、耳たぶを柔らかく揉んで顔のむくみを解消する
⑦両手のひらを強くこすり合わせて、熱を持たせたら、耳全体を覆うように軽く押し、全身の血液循環を促進させる

生理開始から終了までのケア

では、最後は生理中の体のコンディションについて見ていきましょう。

生理がはじまると、子宮内部を覆っていた子宮内膜が経血として、すべて外に流れ出ます。妊娠のためにためておいたものが、これまで排出されなかった老廃物とともに流れ出るわけです。

もちろん、その過程はラクなものではありません。子宮内にあるものを外に押し出すためには、子宮が強く収縮しなくてはならないからです。

子宮内にたまった経血が澄んできれいであれば、この脱落過程においても、子宮が強く収縮する必要はありません。

しかし、経血がドロドロして瘀血が多い状態であれば、それだけ収縮する力が必要となります。つまり、子宮内の経血が濁り瘀血が多いほど、生理痛がひどくなるというわけです。

また、子宮内にあるものをすべて排出するため、骨盤が広がっています。関節がきしむよ

うに感じるのはこのためです。

この時期は嗅覚《きゅうかく》が敏感になり、経血の臭いに過敏に反応したり、普段は気にならなかった臭いが気になったりすることもあります。

心理的にも、仕事に対する意欲が低下して、無気力な状態に陥りやすくなります。通常は、生理がはじまって三日ほど経過すると、女性ホルモンの分泌が増加するため、体の状態は少し安定して、体調もよくなりはじめるでしょう。

生理中は、肌のかさつきや乾燥が気になり、クマもひどくなる時期。そして、肌がとても敏感になります。

極端に言えば、この時期の肌は一週間何も食べずに過ごした人間と同じような状態です。しかしながら、体が激しい空腹と栄養不足を訴えているからと、そこでガッツリ食べてしまえば、逆にお腹を壊してしまいます。肌のケアも同様で、栄養分の高いクリームやパックは控えましょう。

というのも、肌が自ら回復しようとする時期にあたるものの、しばらくは血液循環が悪い状態が続くため、肌への栄養供給がうまくいかないからです。

美肌対策としては、最大限、保湿に集中すること。具体的には、水分をたくさん摂取しましょう。化粧品も保湿性を重視して、栄養クリームやパックなどは控え、最小限の化粧品のみでケアをします。

韓方では、当帰を煮詰めた水で洗顔すると、乾燥に効果的だと考えられています。また、クマを目立たなくするため、目頭のへこんだ場所、晴明《せいめい》というツボ（一八八ページを参照）を指圧するのもいいでしょう。

生理期間のスチームタオル活用法

さて、多くの女性が生理痛に悩まされますが、痛みの程度は人によって異なります。ひどい人の場合は、ベッドから起き上がることができないほどの痛みを感じます。

この時期は、子宮の痛みだけでなく、腰痛、頭痛、肩こりなど、さまざまな不調が重なって現れます。また、神経過敏になり、疲れも感じやすくなります。とはいえ、ここで単純に鎮痛薬に頼るのは、一時的に生理の痛みから逃避しているに過ぎません。

では、どうして生理痛が起こるのでしょうか。

生理痛は、子宮が過剰に収縮して起こる場合が多く、体が冷えるほどひどくなります。下腹部の冷えに悩む人に、生理痛のひどい人が多い理由もそのためです。

ですから、普段は冷え性ではない人でも、生理中はしっかり下腹部と骨盤まわりを温めておくことが、生理痛対策の基本です。

たとえば、小豆蒸しパック（一三七ページ～を参照）を活用して体を温めれば、生理痛を和らげられます。パックをつくったり、購入したりするのが難しい場合は、濡れたタオルを電子レンジにかけて、スチームタオルとして、下腹部や骨盤付近にあてるだけでも十分に効果があります。

しかし、あるときから突然生理痛がひどくなったという場合は、子宮内にコブができているなど、何らかの病気が潜んでいる可能性も考えられます。

子宮疾患はその症状が表に現れにくいため、生理の状態がいつもと違うと感じた場合は、必ず早めに産婦人科で検診を受けましょう。

スチームタオル腹部温め法

①濡れたタオルを軽く絞って、二分程度、電子レンジにかける
②温まったタオルを、おへその下と骨盤にあてる（肌に直接あてず、薄いタオルやハンカチを挟み、やけどに注意）
③一〇～一五分間、スチームタオルで温める（タオルが冷めてしまった場合は、もう一度温め直す）

生理痛対策には三つのヨガポーズ

生理中は、ストレッチや軽い運動ですら、やりたくないと思うもの。したがって、あまり動きが大きくなく、座ってできるような簡単なヨガのポーズを本章の締めくくりとして紹介しましょう。

おもに骨盤と下半身を動かすので、子宮のまわりを温めるのに効果的で、体内の老廃物を排出する助けになります。

チョウのポーズ

これは脚と骨盤をチョウのように開くポーズで、とくに骨盤と股関節を刺激し、膀胱と子宮の機能を向上させる効果があります。

生理痛や生理不順を緩和するのはもちろんのこと、腰痛や関節の痛みの軽減にも役立ちます。妊娠中の女性にいい代表的なポーズです（図表17）。

①背筋をまっすぐに伸ばして、胸と腰を開いてあぐらをかく
②左右の足の裏をくっつけて両手で足の指をつかみ、会陰の近くまで引きつけ、下腹を突き出して胸を開く
③息を吸ったあと、吐きながらゆっくりおでこが床につくように上体を倒し、二〇～三〇秒キープする
④息を吸いながら上体を起こす

図表17　チョウのポーズ

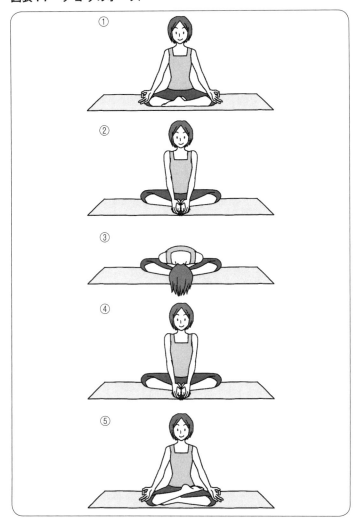

⑤あぐらの姿勢に戻って呼吸を整える

弓のポーズ

弓のポーズは、脇腹を伸ばしたり収縮させたりする姿勢をとります。股関節の柔軟性と運動性を強化する役割もあるので、この姿勢を頻繁に行うと、骨盤が正しい位置に戻りやすくなります。

骨盤の位置がずれていて、子宮が圧迫されているために、生理痛が起こるケースもしばしばです。弓のポーズをコツコツ行えば、生理痛の予防や緩和もできるでしょう。脇腹を集中的に使うため、ウエストラインの引き締めにも効果的です（図表18）。

①座った状態で、左足は内側に、右足は後ろのほうに曲げて、右足首は九〇度に
②頭の後ろで手を組み、背筋をまっすぐに伸ばして息を吸う
③吐き出す呼吸に合わせて、右側に上体を倒して視線は上に、胸を広げて左のヒジが天井を向くようにし、三～五回、ゆっくり呼吸を繰り返す
④息を吸いながら上体を起こし、最初の姿勢に戻る
⑤左右の足を換えて座り、反対も同じ方法で行う
⑥手をほどいて、あぐらの姿勢に戻り、呼吸を整える

なお、体を倒すとき、反対の腰に感じる刺激を意識しましょう。体を倒すことに集中しす

図表18　弓のポーズ

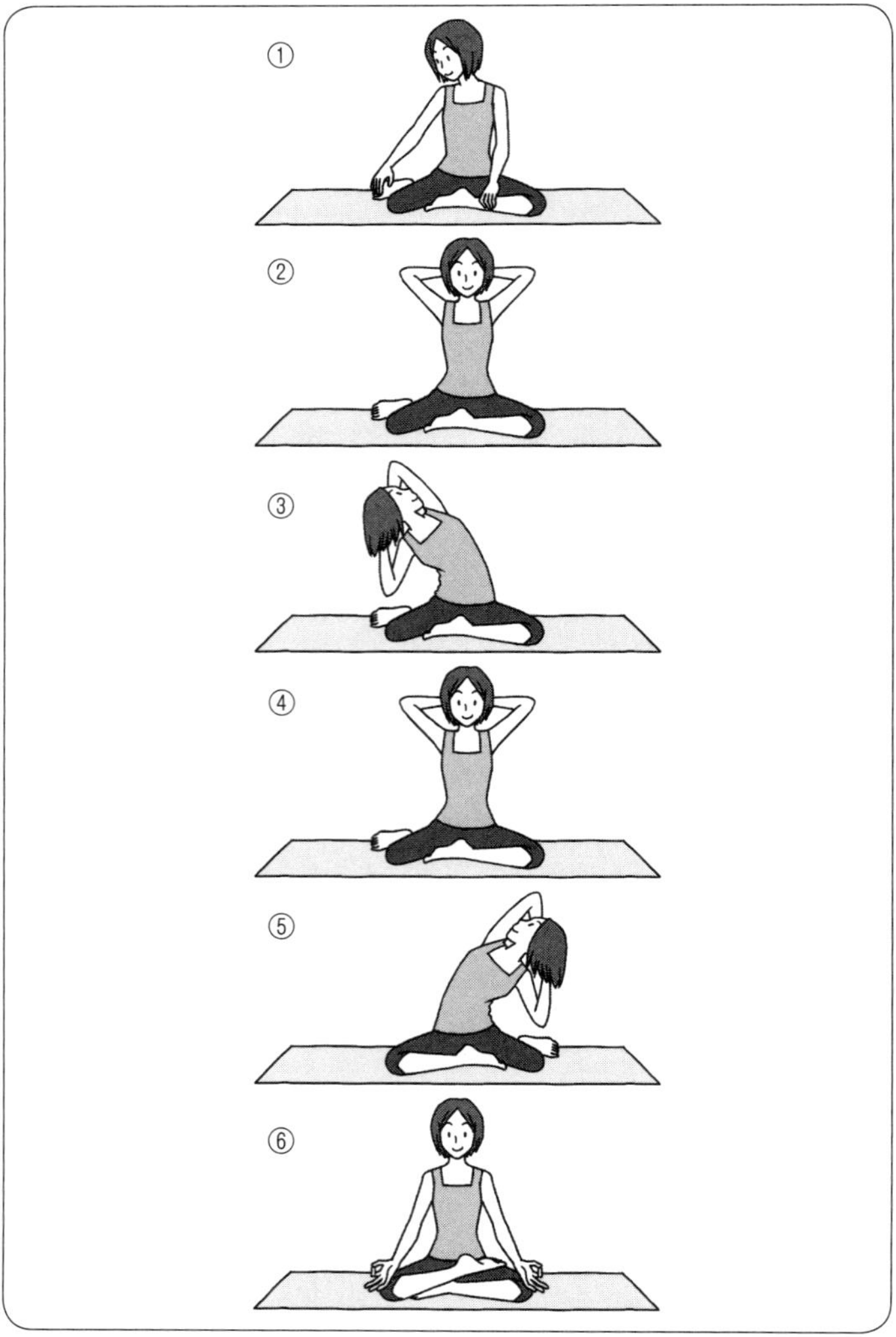

ぎて、胸を縮めないよう気をつけてください。

また、左右どちらか苦手な方向があれば、そちらを多く繰り返しましょう。

コウモリのポーズ

この姿勢は、翼を開いた状態のコウモリに似ていることから、コウモリのポーズと名づけられました。脚を大きく開く動作が翼のように見えます。この姿勢を行うことで、下腹部と太ももが刺激されます。

子宮まわりの筋肉を使うため、子宮を温められるほか、子宮の機能を活性化し、老廃物の排出を助けてくれます。普段からコウモリのポーズを継続的に行うと、下腹と太ももの脂肪がとれて、スッキリする効果も期待できます（二〇〇ページの図表19）。

①座った状態で、脚を左右にできるだけ大きく開き、腰はしっかり立てて、かかととヒザに力を入れて脚をまっすぐ伸ばす

②息を吸って、それから息を吐きながら、ゆっくり上体を下腹、胸、アゴの順に床の方向に倒し、自分の柔軟性に応じて、手、ヒジ、下腹、アゴなどを床につけて二〇〜三〇秒、腹式呼吸をする

③息を吸いながら、体を引き上げて脚を図のようにたたんで休む

このポーズでは、無理に脚を開きすぎないようにしましょう。また、胸を開いて背中が曲

図表19　コウモリのポーズ

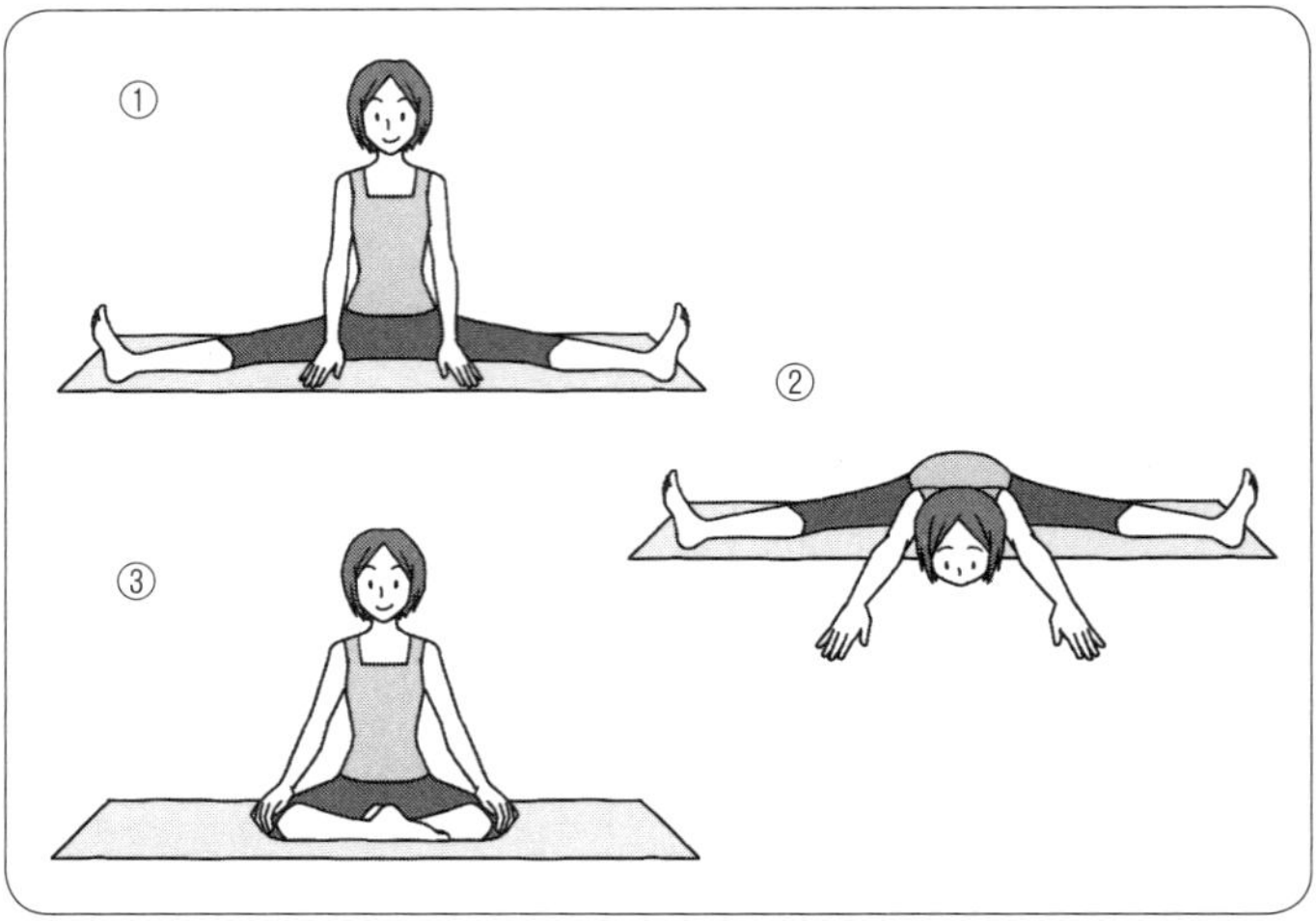

がらないこと。そのほか、ヒザも曲がらないよう注意します。
　妊婦の場合は、脚を適当な広さに開き、背中をまっすぐ伸ばす程度にして、脚の内側の筋肉と股関節をほぐしましょう。脚を十分に刺激して、体全体の循環をよくします。

おわりに――「子宮が老けやすい」現代女性にはネオ韓方を

女性の体は一ヵ月ほどのサイクルで、大きく変化します。妊娠に向けて、栄養分を子宮内にたっぷりとため込み、基礎体温を上げます。さらに、ホルモンの種類と量も変化します。しかし、卵子が受精できなければ、栄養たっぷりの子宮内膜がはがれ、すべては外へ流れ出て、基礎体温も低下します。

生理期間の約一週間は経血が流れ出ますし、肉体的な痛みを伴います。それだけにとどまらず、感情のコントロールもままならなくなることさえあります。そういった心身の変化に、毎月耐えねばならないのです。

Aさんは痛みが現れたり、Bさんは気分に変化を感じたり、またCさんは風邪に似た症状に悩まされるなど、人それぞれに、さまざまな反応が現れます。そして、このようなつらい過程が続くと、子宮の生命力も弱まってしまいがちです。

さて、多くの専門家によると、最近の若い女性の間で子宮疾患が増加している大きな理由として、「妊娠の高齢化」が挙げられています。二〇～三〇年ほど前まで遡《さかのぼ》って考えてみれば、女性は二〇代前半から半ばには結婚をして、その年代で出産も経験していました。

一方、近頃では女性の社会進出や出産後の就職難など、さまざまな社会的条件によって晩婚化に拍車がかかり、その結果、子供を産む年齢も同様に上昇しています。

たとえば、現代女性は二〇代後半に初めての子供を授《さず》かる人が増えています。また、生物学的に高齢出産と呼ばれる三〇代に突入してから、初産《ういざん》を経験するケースも少なくありません。そもそも、子供を産まないことを前提に結婚をする人も多くなっているのです。

妊娠は、子供を身ごもるという事実と同時に、生理を約一年間お休みできる期間。そのうえ、産後ケアさえ入念に行えば、出産は、自身の体質を健康的に改善する絶好の機会になります。

というのも、出産過程を通じて、体内にたまっていた膨大な老廃物を排出できるからです。実際、出産後に、これまでの頑固な便秘がなくなった、生理痛がなくなったなどと話す女性も少なくありません。

つまり妊娠は、体に無理をかける毎月の生理をいったんストップさせて、体の健康を新しく整える新たなスタートを迎えるチャンス。そんな妊娠の時期が遅れることで、現代女性は、体をリフレッシュする機会を、ずいぶんと遅れて経験することになります。

また、少子化が進み、現代女性は圧倒的に多い回数の生理を体験します。そのため、長期にわたって酷使された子宮は、筋腫やいろいろな婦人科系疾患にむしばまれるリスクも上昇——出産年齢が上がれば上がるほど、子宮のケアが重要な理由も、こうした子宮の老朽化にあります。

子宮を巡る一連の事情を踏まえれば、現代女性は子宮のサポートに、もっともっと積極的に取り組む必要があることがわかるでしょう。

本書を通じ、「ネオ韓方」の知恵を生かして子宮をケアする習慣が、日本全国に広く根づくことを望んでやみません。

キム・ソヒョン

二〇一五年一一月

キム・ソヒョン

1969年、韓国ソウル市に生まれる。慶熙大学校韓医学博士。amicare キム・ソヒョン韓医院の院長。1993年、「ミス・コリア」に選ばれる。女性の健康・ダイエット・スキンケア分野において最高の韓医学専門家として絶大な支持を獲得。『キム・ソヒョンの自然主義韓医学』『DETOX DIET』『美肌secret』などの著書は、韓国でベストセラーになり、ソウル市アプクジョンにある医院には韓流スターたちも通院。ペ・ヨンジュンと共演したテレビCMも大きな話題になる。

著書には、『コリアン・ダイエット「伝統美人食」で肌もカラダもきれいにする』(知恵の森文庫)などがある。

講談社＋α《プラスアルファ》新書　**710-1 B**

ネオ韓方《かんぽう》

女性の病気が治るキレイになる「子宮ケア」実践メソッド

キム・ソヒョン ©Kim So Hyung 2015

2015年11月19日第1刷発行

発行者――――― 鈴木 哲

発行所――――― 株式会社 講談社

東京都文京区音羽2-12-21 〒112-8001

電話 出版(03)5395-3522

販売(03)5395-4415

業務(03)5395-3615

カバー写真――― Getty Images

デザイン―――― 鈴木成一デザイン室

本文組版―――― 朝日メディアインターナショナル株式会社

カバー印刷――― 共同印刷株式会社

印刷――――――慶昌堂印刷株式会社

製本――――――株式会社若林製本工場

本文図版―――― 松本奈緒美

定価はカバーに表示してあります。

落丁本・乱丁本は購入書店名を明記のうえ、小社業務あてにお送りください。

送料は小社負担にてお取り替えします。

なお、この本の内容についてのお問い合わせは第一事業局企画部「＋α新書」あてにお願いいたします。

Printed in Japan

ISBN978-4-06-272916-1